Sr. Michaela Lerchner

Mein Leben in vielen Farben

STADT : SALZBURG

Impressum

Bibliografische Information der Deutschen Nationalbibliothek
Die Deutsche Nationalbibliothek verzeichnet diese Publikation
in der Deutschen Nationalbibliografie; detaillierte bibliografische
Daten sind im Internet über http://dnb.d-nb.de abrufbar.

5020 Salzburg, Bergstraße 12
buch@pustet.at

Acryl- und Aquarellbilder: Sr. Michaela Lerchner
Grafik und Produktion: Nadine Kaschnig-Löbel
Druck: GRASPO
gedruckt in der EU

ISBN 978-3-7025-1167-8
www.pustet.at

Sr. Michaela Lerchner

Mein Leben in vielen Farben

Was ich auf dem Weg von der Depression zur Gesundung erlebt habe

VERLAG ANTON PUSTET

Inhalt

Vorwort

Menschen zu helfen hat etwas Befriedigendes. Zugegeben, da schwingt auch eine Portion Egoismus mit. Aber genau dieser Egoismus treibt mich an, Gutes zu tun. Nun bin ich nicht wirklich derjenige, der zupackt, der sich die Hände gerne schmutzig macht. Lieber ist es mir, mit meinen Stärken zu helfen: Geld aufzustellen, Verhandlungen und Verträge zu gestalten, ein offenes Ohr für Probleme zu haben und mir Zeit zu nehmen.

So lernte ich das Peer Center kennen, einen Verein für „Betroffene helfen Betroffenen". Was ist das? Wer ist dort? Ich hatte keine Vorstellungen! Meine bisherigen Erfahrungen führten mich noch nie zu Suizidgefährdeten, Burnout-Betroffenen oder psychisch Kranken. Aber auf einmal wurde ich damit konfrontiert – von Schwester Michaela, der damaligen Leiterin des Peer Centers. Und was ich von ihr zu hören bekam, nämlich, dass unser Gesundheitssystem von „Austherapierten" spricht, obwohl diese Mitmenschen nach ihren Erkrankungen noch lange nicht auf eigenen Füßen stehen können, erschütterte mich und machte mich tief betroffen.

Aber wie helfen? Ich bin kein Psychologe und schon gar nicht überempathisch. Also blieben meine Stärken: Geld beschaffen, ein offenes Ohr und Zeit zu haben. Jene Menschen zu unterstützen, die selbst durch sehr schwierige Phasen in ihrem Leben gegangen sind und heute als Betroffene jenen Betroffenen helfen, um auch diesen wieder ein vernünftiges Leben zu ermöglichen. An der Spitze dieses bewundernswerten Teams stand Schwester Michaela. Auf sie konzentrierte sich meine Hilfe. Seit knapp fünf Jahren darf ich sie nun begleiten – als kleines Rädchen im Hintergrund werkeln, um das Große, die Hilfe für Betroffene, zu unterstützen. Ein gutes Gefühl! Und auch immer wieder ein kleiner Fingerzeig, dem eigenen guten Leben mit Demut zu begegnen und die eigenen Stärken zu teilen, um anderen zu helfen.

Schwester Michaela, Danke für Deinen Einsatz!
In Verbundenheit, Dietmar Karner

Einleitung

In diesem Buch sammle ich kurze, wahre Geschichten aus meinem Leben. Es sind ganz persönliche Erfahrungen und Begegnungen während meiner Krisenzeit, der schlimmsten Zeit meines Lebens.

Im Jahr 2006 erkrankte ich an einer schweren Depression. Der stationäre Psychiatrieaufenthalt dauerte neun Wochen, das war eine unendlich lange Zeit für mich. Ohne dass sich am Krankheitsverlauf etwas verändert hätte.

Dieser Ausnahmezustand brachte mich an meine psychischen und physischen Grenzen. Die Fragen, die mich damals am meisten bedrängt haben, waren: Wann ändert sich dieser nicht auszuhaltende, bedrohliche Zustand? Wie lange soll es so weitergehen? Habe ich ausreichend Kraft zum Durchhalten? Ist eine Besserung überhaupt zu erwarten? Kann ich jemals wieder ein selbstbestimmtes, selbstorganisiertes Leben führen? Dazu kam das Gefühl, nur mir allein würde es so schlecht gehen. Eine völlige Hilflosigkeit, verbunden mit dem Gefühl des Versagens, der Angst und der Ausweglosigkeit.

Das alles waren für mich lebenswichtige Fragen, die mir kein Psychiater, keine Psychotherapeutin, keine Krankenschwester beantworten konnte. Aber was hätte mir in dieser schlimmen Zeit geholfen? Wenn mir jemand gesagt hätte: „Ich habe auch einmal so eine schlimme Zeit erlebt. Wenn du möchtest, begleite ich dich durch diese mühsame Zeit." Wenn mir jemand erzählt hätte, was ihm persönlich während dieser Krisenzeit gutgetan hat und was man in dieser schweren Zeit überhaupt nicht brauchen kann.

Betroffene sagen oft, Ärzte und Psychiater haben während des Studiums ausführlich die verschiedensten Krankheitsbilder gelernt, sie kennen auch die Medikamente und Psychopharmaka, die dafür verordnet werden. Aber sie haben es nicht selber erlebt, erfahren und gefühlt, was es heißt, völlig antriebslos, kraftlos, freudlos und mutlos zu sein und das Gefühl zu haben, dass alles sinnlos sei. Das Gefühl zu haben: „Ich schaffe es wirklich nicht." Wenn man für das morgendliche Aufstehen, Duschen und Anziehen zwei Stunden benötigt, scheinen Suizidgedanken der einzige Ausweg zu sein.

Während dieser Krisenzeit hätte ich mir gewünscht, dass jemand dieses „Nicht-Aushaltbare" mit mir aushält. Dass ich jemandem sagen kann: „Es geht mir immer noch gleich schlecht und das Ganze ist einfach scheiße." Ich hätte mir damals gewünscht, dass ich Genesungsbegleiter, Peer oder „Experten aus Erfahrung" kennengelernt hätte. Menschen, die mit mir durch diese Krisenzeit gehen und sie durchstehen. Das können Peers, Genesungsbegleiter und Experten aus Erfahrung!

Heute, nach 18 Jahren, weiß ich, dass diese aussichtslose Zeit, diese Krisenzeit, zum größten Segen meines Lebens geworden ist.

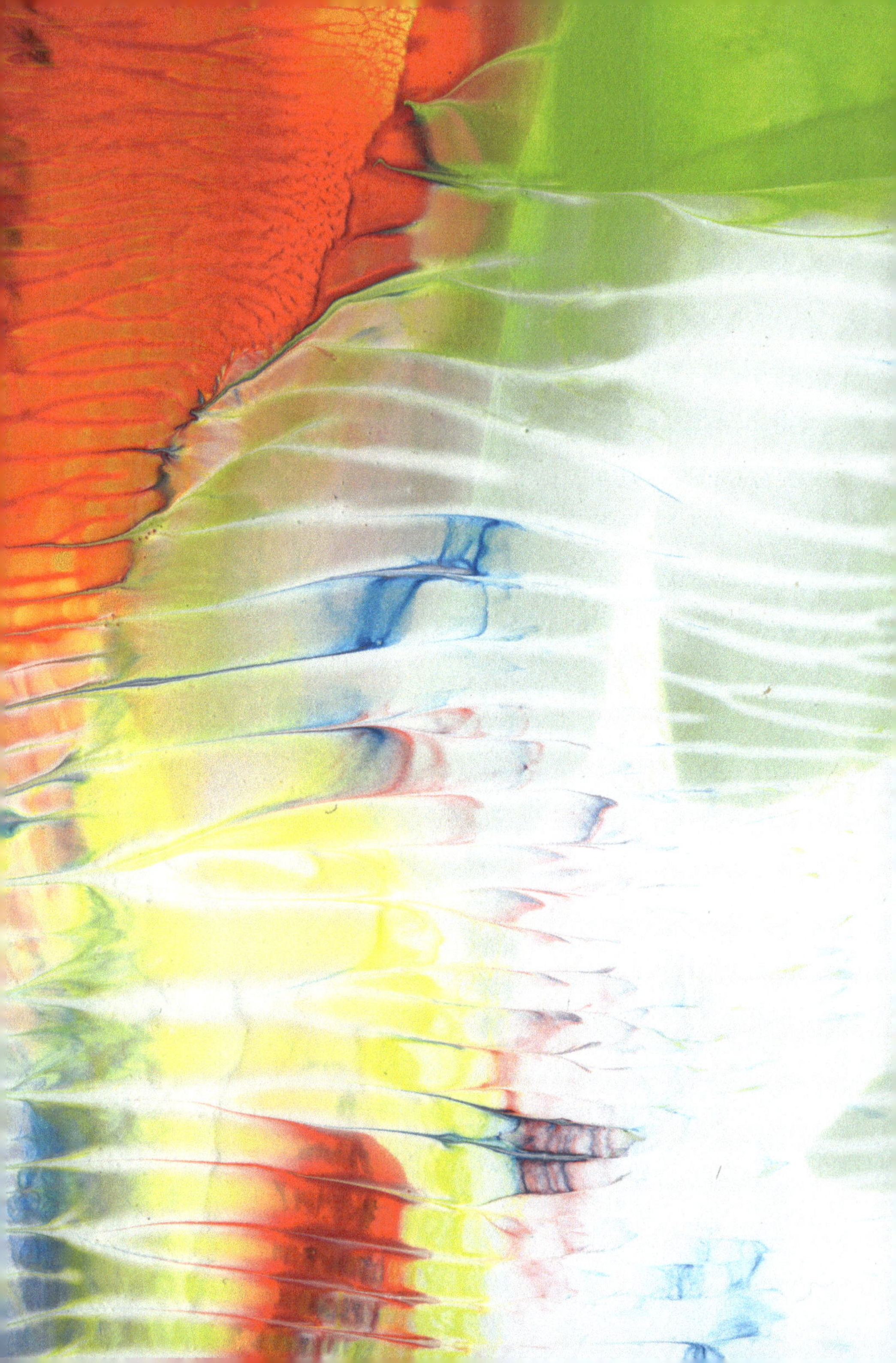

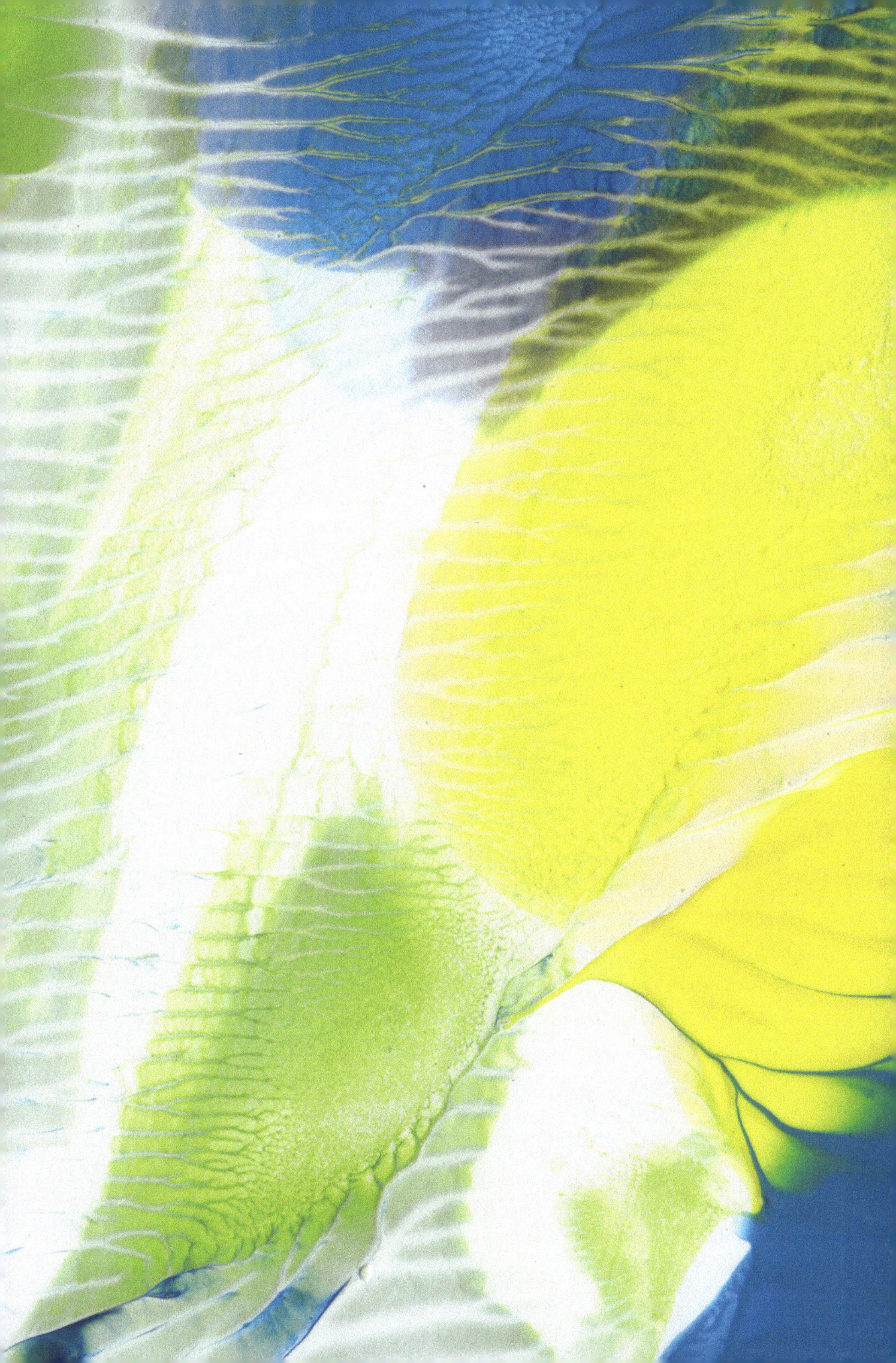

Ich bin, wie ich bin

Ich wurde als erstes von fünf Kindern einer Bergbauernfamilie in Mariapfarr im Lungau geboren. Mein richtiger Geburtsort heißt Tschara, er ist fünf Kilometer oberhalb von Mariapfarr auf 1 300 Meter Seehöhe gelegen. In der Tschara gab es damals vier Bauernhöfe. Zwei waren oberhalb der Straße und zwei unterhalb der Straße. So sprach man ganz logisch von der Obertschara und von der Untertschara.

Zu unserer Familie gehörten Mama, Dati, Oma, Opa, die Tante Thres und wir fünf Kinder. Wir waren ein 10-Personen-Haushalt über drei Generationen. Damit man als Bergbauer auf 1 300 Meter Seehöhe überleben konnte, mussten alle bei der Arbeit mithelfen. Als Älteste durfte ich immer mit dem Dati gehen, wir haben uns sehr gut verstanden. Ich konnte mit Hammer, Beißzange und Nägeln gut umgehen. Die Motorsäge und der Motormäher forderten einige Kraft von mir.

Mein Bruder, drei Jahre jünger als ich, war eher der „Mama-Bua". Als Schulkind in der ersten Klasse fürchtete er sich schrecklich vor dem Wind. Wenn in der Tschara der Tauernwind bläst, kann es schon unheimlich werden. Der erste Kilometer unseres Schulweges hat mir viel Achtsamkeit und Geduld abverlangt. Wenn auf dieser Strecke ein leichter Wind blies, sagte mein Bruder: „I geh hoam zur Mama." Er drehte um und ging heimwärts. Ich konnte weder mit Güte noch mit Strenge sein Tun beeinflussen. Also musste auch ich den Weg wieder zurückgehen. Bei der Mama angekommen, gab es den erneuten Auftrag, jetzt aber schnell in die Schule zu gehen. Unser Schulweg betrug fünf Kilometer, das hieß eine Stunde Gehzeit. Der zweite Anlauf ist meistens geglückt, weil die Zeit schon sehr knapp war.

Mein Bruder hatte aber auch sehr viele Talente. Er war noch kein Schulkind, da beherrschte er das Tarock-Kartenspiel so gut, dass er mit den Erwachsenen mitspielen durfte. Die Bedingung dafür war, dass er die Summe seiner „Stiche“ zusammenzählen konnte. Er musste mindesten bis 60 rechnen können. So erlernte man früher im Lungau die Zahlen und das Rechnen.

Außerdem konnte er sehr gut Kuchen backen. Das Rezept behielt er auswendig im Kopf, und so hatten wir jeden Sonntag einen guten Kuchen. Damals gab es kein Telefon, und deswegen kam jeder Besuch ohne Ankündigung. Mama hat immer gesagt: „Mach an Nudl, damit ma was hom, wann am Sunntag wer kimmt.“ Im Lungau heißen jeder Kuchen und jede Torte „Nudl“.

Die drei kleineren Geschwister sind einfach mit uns mitgelaufen. Unkompliziert war unser Leben, und wir hatten in unserer Familie viel Spaß. Was wir aber dennoch gebraucht hätten, war, dass uns unsere Eltern mehr Selbstwert vermittelt hätten. Sie konnten es leider nicht, weil sie selber nie viel Wertschätzung erfahren haben.

Unsere Eltern wurden beide 1928 geboren und waren uneheliche Kinder. Der Wert eines unehelichen Kindes war damals weniger als NICHTS. Unsere Großmutter war Magd bei einem relativ großen Bauern. Als ihre Schwangerschaft bekannt wurde, sagte der Bauer, dass sie sich um einen Pflegeplatz für ihr Kind kümmern solle. Auf dem Bauernhof, wo die Großmutter arbeitete, konnte man keinen Säugling brauchen. Schließlich war sie dort Magd und die brauchte man zur Verrichtung der bäuerlichen Arbeit. In den drei ersten Lebensmonaten erlebte meine Mama drei Pflegeplätze. Da war das Wort „Selbstwert“ nicht angebracht. Die Botschaft meiner Mama, bewusst oder unbewusst, hieß immer: „Wir sind einfache Bergbauernkinder und sind nichts wert."

Als ich schon im Kloster war und bei den gemeinsamen Gebetszeiten Psalm 139, Vers 14 gebetet wurde, konnte ich nicht mitbeten. Ich habe diesen Vers immer ausgelassen. Er lautet: „Gott, ich danke dir, dass du mich so wunderbar gestaltet hast. Ich weiß: Staunenswert sind deine Werke."

Dieser Vers wurde nicht für mich geschrieben. Vielmehr wurde mir im späteren Leben vermittelt, dass ich gerade so genüge, dass ich ordentlicher sein müsste – und weniger burschikos. Ein ganz schlimmes Vergehen war, wenn wir im Krankenhaus zu den Ärzten, mit denen wir jahraus und jahrein zusammengearbeitet haben, einfach „Du" sagten. So kam es, dass meine Unsicherheit stetig größer wurde, denn ich entsprach den Vorstellungen der anderen nicht! Meine größte Anstrengung war, allem gerecht zu werden, was die anderen von mir verlangten. Irgendwann kam dann der Zeitpunkt, wo ich selber nicht mehr gewusst habe, wer ich eigentlich bin. Diese Unsicherheit ruinierte mein ganzes Sein.

Als Pflegedienstleitung im Seniorenheim musste ich oft eine Hausführung machen, mit Schulklassen, mit Kindergartenkindern, mit Firmlingen usw. Da kam bei mir immer die große Überlegung, was ich ihnen eigentlich erzählen solle. In meiner Unsicherheit habe ich mich schriftlich darauf vorbereitet, aber das war nicht das Gelbe vom Ei. Ich hatte das Gefühl, das passe alles nicht. Aber ich wusste auch nicht, was besser wäre.

Eines Tages erwartete ich wieder eine Gruppe zur Hausführung. Die Gruppe stand vor mir und ich merkte, dass ich meine vorbereiteten schriftlichen Unterlagen vergessen hatte. Mir wurde kalt und warm zugleich, was mache ich jetzt? Ich konnte nichts mehr machen. So erzählte ich ihnen, was mir bzw. uns im Haus wichtig sei. Worauf wir in der Pflege einen großen Wert legen. Welche Verhaltensweisen ältere Menschen gerne haben. Ich erzählte ihnen einfach aus meiner Erfahrung.

Nun war die Hausführung zu Ende. Die Gruppe bedankte sich für die wertvollen Erklärungen. Ich selber hatte eine ganz neue Erfahrung gemacht. Ich hatte das Gefühl, ich könne reden. Kurz gesagt, ich hatte das Gefühl, dass ich authentisch sei. „Ich bin, wie ich bin." Bis zu diesem Zeitpunkt konnte ich nämlich nicht reden! Weil ich immer gesagt habe, was die anderen hören wollten.

Während meiner späteren Arbeit im Peer Center wurde ich öfters gebeten, von unserer Arbeit zu erzählen. Eines Tages entschlossen wir uns, mit dem gesamten Peer Team eine große Infoveranstaltung im Saal der Salzburger Nachrichten durchzuführen. Ich sollte das Hauptreferat zum Thema „Psychisch krank" halten. Es war eine Power-Point-Präsentation, bei der ich erzählte, wie es mir während der schweren Depression gegangen war.

Alle waren von meinem Vortrag sehr begeistert, weil ich so „authentisch" gewesen sei. Besonders gefallen hat den Zuhörern, dass ich ganz offen und klar über die Nöte der Erkrankten gesprochen habe. Beim Tag der offenen Tür und beim anschließenden Besuch des Vorstandes des Rotary Club Salzburg Nord hat mich auch meine authentische Sprache gerettet. Wenn ich bin, wie ich bin, dann wird mein Vortrag und alles, was ich sage, lebendig und wahr.

Beim ersten Trialog in Tamsweg im November 2021 wurde ich eingeladen, zum Thema Suizid einen Vortrag zu halten. Ich selber habe nie einen Suizidversuch gemacht. Ich habe mich aber vierzehn Jahre lang ganz massiv mit meinen eigenen Suizidgedanken auseinandergesetzt.

Die Telefonseelsorge Salzburg hatte vom 12. bis 14. Mai 2023 eine Veranstaltung für alle Mitarbeiter:innen der Telefonseelsorge Österreichs im Bildungshaus St. Virgil in Salzburg geplant. Das Thema für diese dreitägige Veranstaltung war „Wir können den Wind nicht ändern, aber die Segel anders setzen." Das Thema meines Vortrages lautete „Wie kann ich mit einer psychischen Erkrankung auf meinem Lebens-Schiff die Segel anders setzen?" Meine Erfahrung und mein Erkennen, dass ich bin, wie ich bin, haben mich redend und lebendig gemacht.

Warum erzähle ich Ihnen diese Geschichte?

- Wie auch immer Ihre Kindheit gewesen ist: Sie haben die Chance, sich zu verändern!
- Veränderung ist leichter möglich mit einer psychotherapeutischen Begleitung.
- Spüren Sie öfter ganz tief in Ihr Inneres. Was bewegt Ihr Herz?
- Was möchten Sie Ihren Mitmenschen, Freunden oder Bekannten so ganz ehrlich und authentisch ins Herz legen?
- Haben Sie über diese fünf kurzen Worte schon einmal nachgedacht? Ich bin, wie ich bin.

Ich wünsche Ihnen viel Erfolg beim Erkennen, dass SIE ein wahrer Schatz sind!

Mein Entschluss, in eine Ordensgemeinschaft einzutreten

Wenn die vorige Geschichte die Überschrift trägt „Ich bin, wie ich bin", dann darf mein Entschluss, in eine Ordensgemeinschaft einzutreten, nicht fehlen. Schließlich prägte diese franziskanische Lebenshaltung meine letzten fünfzig Jahre.

1972, damals war ich 18 Jahre alt, fragte mich ein guter Freund, ob ich mir vorstellen könne, im Krankenhaus Tamsweg zu arbeiten. Mein Arbeitsbereich würde Reinigungsarbeiten im stationären Bereich und hauswirtschaftliche Dienste umfassen. Am 5. Februar 1972 war dann mein Dienstantritt. Für mich ein völlig neuer Bereich: eine kleine Sonderklassestation mit rund 18 Patienten, ein Kinderzimmer mit acht Betten. Der ärztliche Bereich umfasste „Interne" und „Chirurgie". Der Primar beherrschte beide Fachgebiete und dieselbe Voraussetzung galt für das Pflegepersonal.

Am ersten Vormittag stand ich hilflos am Gang und wartete auf meinen nächsten Arbeitsauftrag. Weil die Wartezeit länger gedauert hatte, lehnte ich mich an die Wand. Im selben Augenblick kam der Primar zur Visite. Er schaute mich an und sagte: „Mädchen, wenn Sie noch länger hier stehen, wird die Wand schief."

Wenn ich heute, 52 Jahre später, den medizinischen Wissensstand vergleiche, kann ich nur staunen. Die Leitung der jeweiligen Station hatte eine Ordensschwester, schon damals verfügten die Ordensschwestern über eine fundierte Ausbildung als Diplomkrankenschwester.

Nun war ich da: völlig unwissend, übermütig, aber guten Willens, meine Arbeit richtig zu machen. Warum alles so perfekt und super-sauber sein musste, war mir anfangs ein Rätsel. Im Laufe der Zeit lernte ich alle 20 bis 25 Ordensschwestern kennen, die im Krankenhaus tätig waren. Manche hatten sehr viel Humor, manche waren ernster, manche verstanden keinen Spaß. Wenn meine Kollegin Anna frei hatte, musste ich die gesamte Arbeit alleine schaffen. Um fünf Uhr in der Früh habe ich immer das Stiegenhaus geputzt. Das war genau die Zeit, in der die Ordensschwestern zum Beten in die Kapelle gingen. Ich konnte die Schwestern genau beobachten und dachte mir, so wie sie möchte ich werden, aber auch: So wie die möchte ich 100%ig nicht sein, weil manche von ihnen nicht so nett waren.

Eines hatten sie alle gemeinsam: Ihre Mühe und ihre Sorge galten dem kranken Menschen. Von meiner Stationsschwester bekam ich eine sehr gute Einführung. Sie hatte ein feines Gespür für meine Nöte und Fragen und auch für mein junges Alter. Wir verstanden uns bald sehr gut.

Eines Tages erzählte mir die Ordensschwester, dass in der nächsten Woche „hoher" Besuch aus Salzburg kommen würde, die Generaloberin habe sich zur Visitation angesagt. Das Ziel einer Visitation ist, dass die Generaloberin mit jeder Schwester ein Einzelgespräch führt, bei dem Anliegen, Wünsche und Arbeitsbedingungen besprochen werden. Ein wichtiger Teil der Visitation ist auch die Frage, ob und wie ein Ordensleben, ein Leben nach dem Evangelium gelebt werden könne.

Nachdem ich den Ablauf der Visitation verstanden hatte, stellte ich der Ordensschwester die Frage, wann mein Termin bei der Generaloberin vorgesehen sei. Die Antwort war: „Du darfst überhaupt nicht mit ihr sprechen.“ Nun wurde es für mich interessant. Ich dachte, das möchte ich sehen, ob ich nicht vor meiner Stationsschwester einen Gesprächstermin bei der Generaloberin bekomme! Und genau so war es auch.

Am darauffolgenden Vormittag fand mein Termin statt. Wir hatten ein sehr nettes, unkompliziertes Gespräch und die Generaloberin beeindruckte mich sehr. Sie erzählte mir auch, dass in Bolivien und Argentinien die Halleiner Schwestern als Kindergärtnerinnen, Lehrerinnen, Krankenschwestern oder auf der Rinderfarm tätig sind. Besonders bemerkenswert fand ich, dass die Halleiner Schwestern in San Ignacio ein Krankenhaus für die arme bolivianische Bevölkerung bauten. Von den Indios konnte der Krankenhausaufenthalt oder die medikamentöse Behandlung nicht bezahlt werden, trotzdem benötigten sie dringend Hilfe. Oft dauerte der Weg ins Krankenhaus einige Tage. Als Zahlungsmittel wurden einige Eier, Obst oder ein Huhn mitgebracht. Die Erhaltung des Krankenhauses war nur möglich, weil es von der Ordensgemeinschaft „getragen“ wurde. Nur weil die Schwestern sehr einfach leben, konnte dieses Projekt mitfinanziert werden.

Meine Überlegung war: Wenn ich einfach lebe, dann kann noch jemand in Bolivien oder Argentinien finanziell „mitleben“. Die Vorstellung von dieser Lebensweise hat mich sehr beeindruckt, und sie beschäftigte mich lange. Zur selben Zeit machte ich einige sonderbare Erfahrungen.

Ich dachte, ich möchte mir einen Bademantel kaufen; wenn ich den habe, dann habe ich wirklich *alles*. Ich kaufte genau den Bademantel, den ich mir gewünscht hatte. Danach saß ich in meinem Zimmer mit dem Bademantel in der Hand und dachte: „Ist das wirklich *alles*?“ Dieses *alles* hat nicht lange gedauert.

Es kam der Sommer, und ich wollte mir ein Fahrrad kaufen. Dann kann ich die zwölf Kilometer von Tamsweg zu meinem

Elternhaus mit dem Fahrrad fahren. Es sollte aber kein so ganz gewöhnliches Fahrrad sein. Ich kaufte mir ein knallgelbes 10-Gang-Herrenrad. Wenn ich das Fahrrad habe, dann habe ich wirklich *alles*! Dann stand ich mit dem gelben Herrenrad vor der Haustür und dachte: „Ist das wirklich *alles*?"

Diese Sehnsucht, zufrieden und wunschlos zu sein, war mir sehr ernst. Aber dann kam der Winter. Meine alten Ski entsprachen nicht mehr der damaligen Zeit. So entschloss ich mich, neue Ski zu kaufen – mit der Absicht, das sei das Letzte, was ich kaufen möchte. Nun stand ich sehr betroffen da, ich hatte meine Lieblingsski in der Hand: „Ist das wirklich *alles*?"

Dieses „wirklich *alles*" war nicht Unzufriedenheit, es war die tiefste Frage meines *Seins*, ob ich mit all diesen materiellen Gütern glücklich sein werde. Ich wusste genau, dass das wahre Glück etwas ganz Anderes ist. Es ist vielleicht eher:

- Einfachheit
- Zufriedenheit
- Hilfestellung für jene, die es schwer haben
- Dankbarkeit
- und der nötige Humor

Dann wollte ich „dieses Haus" sehen, in dem die Generalleitung arbeitete und die jungen Frauen ausgebildet wurden und christliche Gemeinschaft erlebten. Das war auch der Ort, an den die österreichischen Schwestern aus Bolivien und Argentinien „heimkamen". Nun war mir völlig klar: Dort möchte ich hin. Wir vereinbarten gleich, dass ich am 2. Februar 1975 komme. Die Entscheidung, der Gemeinschaft beizutreten, ist mir nicht schwergefallen, aber wie sollte ich meinen Entschluss meinen Eltern erklären?

Immer, wenn ich an meinen freien Tagen zu Hause war, hatte ich überlegt und darauf geachtet, ob es vielleicht einen passenden Augenblick gäbe, „dieses Thema“ anzusprechen. Es war sehr, sehr schwierig. Die Wochen vergingen rasend schnell. Es kam die Adventszeit, es wurde bald Weihnachten und ich konnte nichts sagen. Immer wenn ich nach den freien Tagen wieder zur Arbeit ins Krankenhaus kam, fragte mich die Stationsschwester: „Hast du es daheim schon gesagt?“ Meine Antwort war immer: „Nein.“ Die Zeit drängte. Als ich am nächsten freien Tag wieder daheim war, sagte meine Mama: „Wenn heute du kochst, dann könnte ich bügeln.“

Ich machte in der Küche Palatschinken und Mama bügelte in der Stube lange Zeit, ohne ein Wort zu sprechen.

Plötzlich sagte Mama: „Denkst du immer noch, dass du ins Kloster gehst?“

Ich sagte ganz schneidig: „Ja, am zweiten Februar möchte ich eintreten.“

Mama weinte, die Oma, die auf der Couch saß, weinte und ich am Herd weinte auch. Kurze Zeit später kam Dati vom Einkaufen heim und sah die Weinerei: „Wenn ich nicht da bin, dann weinen meine Damen daheim.“

Mama sagte: „Ja, weil die Anni [mein Taufname] ins Kloster geht.“

„Und du bist so dumm und glaubst es.“ Nach einer genaueren Erklärung hat es Dati geglaubt, und dann hat er auch geweint.

Eigentlich ist es unverständlich, weil meine Eltern gläubig waren. Das Verständnis von Ordens- und Klosterleben war aufgrund der Filme, die man damals im Fernsehen sehen konnte, eher negativ. Welche Eltern möchten auch, dass es ihrem Kind schlecht geht? Die Wochen bis zum Eintritt waren sehr mühsam und belastend, weil ich mich immer verteidigen musste.

Meine Eltern haben mich während der Ausbildungszeit zwei Mal besucht. Obwohl wir eine sehr nette junge Gemeinschaft waren, konnte sie damals nichts überzeugen. Bei meinem ersten Besuch nach der Ausbildungszeit hat sich die Meinung der Eltern geändert. Als sie um fünf Uhr bei der Stallarbeit waren, habe ich mein graues Arbeitskleid angezogen und bin auch in den Stall gegangen. Ich habe bei der Stallarbeit mitgeholfen, so wie ich es früher immer getan hatte. Von dieser Stunde an war klar, dass alles gut ist.

Depression und Glaube

Als ich im Tamsweger Krankenhaus von 1972 bis 1975 als Stationsgehilfin arbeitete, war dies mein erster Kontakt zu den Halleiner Schwestern Franziskanerinnen (HSF). Damals war ich 18 Jahre alt, voll Übermut und zu jedem Spaß bereit. Wenn wir abends ausgingen, waren wir immer als Gruppe unterwegs und die Nächte waren viel kürzer als heute.

Eines Nachts, als die Zeit auch viel zu schnell vergangen war, konnte ich nur mehr eine Stunde schlafen und musste um sechs Uhr morgens auf der Station sein. Meine erste Tätigkeit war, bei allen Patienten Fieber zu messen. Damals gab es nur die Quecksilberfiebermesser, die mussten nach jedem Patienten „runtergeschüttelt" werden. Um rationell zu arbeiten, habe ich nicht jedes einzelne Fieberthermometer „runtergeschüttelt", sondern gleich zehn bis zwölf Thermometer auf einmal genommen, so viele, wie meine Hand eben fassen konnte. Mit großem Schwung flogen alle Thermometer zur Kastentür. Gelobt wurde ich für dieses Missgeschick nicht!

Die Ordensschwestern waren sehr genau und manchmal auch streng mit mir, sie waren auch etwas älter als ich. Diese Ordensschwestern waren für mich ein Geheimnis. Im Krankenhaus trugen sie weiße lange Kleider und einen weißen Schleier. Zum Kirchgang hatten sie schwarze Kleider, diese Kleider nannten sie Habit, mit einem schwarzen Schleier. Was steckte hinter dieser geheimnisvollen Bekleidung oder besser gesagt „Ver-kleidung"? Viele, ganz normale Fragen beschäftigten mich: Was ziehen sie beim Schlafen an, ein Nachthemd oder einen Pyjama? Fragen über Fragen!

Je länger ich mit den Schwestern gearbeitet habe, desto „durchsichtiger“ wurde das Wesen Ordensfrau für mich. Im Laufe der Zeit erzählten sie mir, dass es im Bundesland Salzburg und in Tirol mehrere kleine Gemeinschaften der Halleiner Schwestern gebe. In diesen kleinen Gemeinschaften leben zwischen vier und 20 Schwestern, die als Krankenschwestern, Kindergärtnerinnen oder Lehrerinnen arbeiten. Alle diese kleinen Gemeinschaften gehören zur großen Gemeinschaft der Halleiner Schwestern Franziskanerinnen, außerdem gibt es, wie bereits erwähnt, noch eine Provinz in Argentinien und eine Provinz in Bolivien.

Sehr auffällig war für mich, dass die Schwestern sehr viel arbeiteten. So kam mir die Frage, ob sie für ihre wertvolle Arbeit auch ein Gehalt bekämen? Die Antwort war: „Ja, ein normales Gehalt.“ Aber diesen Lohn bekam nicht die einzelne Schwester, sondern er kam in eine Gemeinschaftskasse. Alle Schwestern erhielten aus dieser Gemeinschaftskasse, was sie für ihr Leben brauchten. Durch diese einfache Lebensweise der Franziskanerinnen ergab sich ein Plus bei der Jahresendabrechnung, das war ganz bewusst so bedacht.

Ich war nicht besonders fromm, aber wie es dem Menschen neben mir geht, das war mir nicht egal! Im Laufe meines Ordenslebens habe ich mich immer bemüht, mein Leben nach dem Evangelium auszurichten. Für mich bedeutete das nicht, „kilometerlange“ Gebete herunterzuleiern, sich nichts gönnen zu dürfen, keine Freude zu haben und nur Buße und Verzicht zu üben.

Nach dem Evangelium zu leben, mich nach den zehn Geboten auszurichten, heißt für mich, eine Richtschnur zu haben und in Freude und Dankbarkeit zu leben. Freude zu haben am Leben, das mir geschenkt wurde und wird! Dann weiß ich, dass mein Leben gelingt. Es war nicht immer leicht, aber es war ein erfülltes Leben und ich hatte Freude an meinem Glauben und an meinem Leben.

Während meiner Krisenzeit und bis zum heutigen Tag werde ich sehr oft gefragt, ob mir mein Glaube geholfen hat. Meine Antwort lautet darauf: „Aber schon gar nix." Vom Verstand her habe ich gewusst, was Gott für mich bedeutet. Aber dieses Gefühl eines beschützenden Gottes, eines Gottes, der mich begleitet, eines Gottes, der für mich sorgt und der mir Halt gibt, der mich nicht im Stich lässt, der mir neue Wege aufzeigt, das hatte ich nicht. Alle diese Gefühle und Gedanken existierten in dieser Krisenzeit nicht.

Lange Zeit war es mir völlig unverständlich, was mit meinem Glauben passiert war. Bis jemand zu mir sagte: „Eigentlich ist es eh ganz klar. Die Depression ist eine schwere Krankheit, die die gesamte Gefühlswelt durcheinanderwirbelt." Ich möchte damit aber nicht sagen, dass der Glaube eine „Gefühlsduselei" sei.

Vor meiner Erkrankung habe ich sehr gerne religiöse Texte der neueren Zeit gelesen. Sie haben mich berührt, ich habe sie öfters gelesen, weil sie mir so viel bedeutet haben. Während der Krisenzeit, und rund zehn Jahre danach, haben mich dieselben Texte überhaupt nicht berührt.

Für die meisten Menschen ist das unverständlich, sie meinen fälschlicherweise, dass ein gläubiger Mensch völlig anders reagieren müsste. So ist es aber nicht. Im Laufe der langen Genesungszeit habe ich meine Gefühle ganz langsam immer deutlicher wahrgenommen. Ich konnte wieder lachen, ich konnte weinen, ich konnte ganz langsam wieder sagen, was ich fühle. In mir steckte immer schon ein kleiner „Spitzbub". Seit einigen Jahren gibt es ihn wieder und das freut mich sehr.

Warum erzähle ich Ihnen diese Geschichte vom tiefsten Inneren meiner Seele?

- Wenn ich es nicht selber erlebt hätte, hätte ich mir diese innere Leere nie vorstellen können.
- Wenn Gott und Ihr Glaube völlig entschwunden sind, dann wissen Sie, dass Gott und Ihr Glaube im Innersten Ihres SEINS ganz fest verankert sind.
- Denken Sie immer, dass Veränderung möglich ist.
- Vielleicht schauen Sie in einer ruhigen Minute nach, wo sich Ihr „Spitzbub" versteckt hat!

Diesen Glauben wünsche ich Ihnen von Herzen, besonders in schweren Zeiten!

Meine Lehrjahre im Krankenhaus

Wie soll ich sagen: Meine Leer-Jahre oder meine Lehr-Jahre?

Ich begann 1976 im Landeskrankenhaus Salzburg meine Ausbildung zur Diplomkrankenschwester, die drei Jahre dauerte. Relativ schnell war mir klar, dass ich „nichts kann", besser gesagt, dass ich bei der theoretischen Ausbildung zwar sehr viel über Krankheiten und Krankheitsbilder gelernt hatte, die praktische Krankenpflege im Krankenhaus aber völlig anders ausschaut.

Während dieser Ausbildungszeit hatte ich bereits viele Praktikumsstunden auf den verschiedensten Stationen absolviert. Auf meinem Namensschild stand „Sr. Michaela" und darunter mein Dienstgrad „Krankenpflegeschülerin". Das hieß, dass ich in Ausbildung war, keine Entscheidungen selbstständig und eigenmächtig treffen durfte. Als Schülerin bekam ich genaue Anweisungen, was ich zu tun hatte, und ich musste genaue Rückmeldungen machen, wie es mir dabei ergangen war.

Am 14. September 1979 war meine Ausbildungszeit zu Ende. Ich bekam während einer großen Festlichkeit mein Diplom übereicht. Nun war ich diplomierte Krankenschwester, hatte alles geschafft und war ein bisschen stolz.

Am darauffolgenden Tag begann das Arbeitsleben, der beinharte Alltag im Krankenhaus Hallein. In den ersten Tagen wurde mir bewusst, dass ich sehr wenig Erfahrung mit der Internen Abteilung und der Pflege hatte. Für einen gewissen Stationsbereich musste ich die pflegerischen Tätigkeiten selber entscheiden und durchführen. Ich musste erkennen und bestimmen, wie kritisch die Erkrankung der jeweiligen Patientin war.

In der zweiten Arbeitswoche hatte ich schon Nachtdienst. Davor hatte ich mich gefürchtet: Wenn ein Patient mit einem Herzinfarkt oder einer Magenblutung oder mit einer Hirnblutung kommt? Noch schlimmer, wenn sie alle auf einmal kommen! Ich erzählte meine Ängste einer älteren, erfahrenen Diplomkrankenschwester. Sie sagte tröstend: „Michaela, brauchst di nit firchtn, es kommt nie alles auf einmoi."

Ein Nachtdienst geht von sieben Uhr am Abend bis sieben Uhr in der Früh – zwölf Stunden war ich alleine auf der Station mit 35 Patienten. Jeder Herzalarm wurde bei uns auf der Station „erstversorgt". Außerdem musste die Haustüre von mir geöffnet werden, wenn es läutete. Das Unangenehmste am Aufsperren war, dass ich nie gesehen habe, wer draußen steht. Das konnten schwere Unfälle sein, eine schwangere Frau, die es zur Entbindung sehr eilig hatte, oder stark betrunkene Alkoholiker. Einmal kam um drei Uhr morgens eine weinende Mutter mit ihrem acht Monate alten toten Baby.

Nachtdienste waren oft eine Grenzerfahrung. Sehr beschäftigt hatte mich damals eine Patientin, um die 50 Jahre alt, die Frau eines Hoteliers aus Bayern. Sie war in einem Zimmer der Sonderklasse untergebracht. Mein Eindruck war, dass die Frau sehr krank sein musste. Ihr gesamter Gesichtsausdruck war so traurig und leblos, sie redete fast nichts. Sie lag immer im Bett: irgendwie trostlos, freudlos, hoffnungslos, kraftlos. Ich war damals 25 Jahre alt und konnte überhaupt nicht verstehen, weshalb die Dame über lange Zeit immer gleich krank im Bett lag. Wenn der Primar bei ihr Visite machte, redete er sehr leise, geheimnisvoll, und für mich wurde die ganze Situation immer sonderbarer und unverständlicher.

Das Wort Depression hat man in der damaligen Zeit nicht angesprochen und nicht ausgesprochen, darüber redete man nicht! Für Patienten, die so teilnahmslos und so krank mehrere Wochen im Bett lagen, hatte ich kein Verständnis. Menschen mit einer psychischen Erkrankung hatte ich überhaupt nicht verstanden und nicht gemocht! Damals war meine Meinung: Wenn sie sich ein bisschen bemühen täten, würde dieser „Zustand" doch rasch besser werden.

25 Jahre später erging es mir auch so wie dieser Patientin auf der Sonderklasse. Als ich die Krankheit selber bekam, dachte ich mir: Jede Krankheit kann ich aushalten. Aber eine psychische Erkrankung, eine Depression, das habe ich nicht. Das will ich nicht, weil ich mich so schämen würde. „So was hat man nicht."

Heute frage ich mich, warum ich mich wegen einer Depression so geschämt habe. Wahrscheinlich, weil darüber nicht gesprochen, nicht wertschätzend gesprochen, und schon gar nicht offen geredet wurde.

Nun hatte ich sie auch, diese unverständliche Krankheit, die Depression. Als sich mein Kranksein nach drei Jahren nicht wesentlich geändert hatte, kam ich wieder zur üblichen regelmäßigen Kontrolle zur Oberärztin. Nachdem ich ihr meine depressive Not zum hundertsten Mal vorgejammert hatte, sagte sie ganz leicht erregt: „Wenn Sie endlich ihre Krankheit, ihre Depression *annehmen* würden, dann würde es Ihnen auch ein Stück besser gehen."

Diese Aussage der Oberärztin hat mich schwer getroffen! Wie soll ich eine Krankheit, für die ich mich unendlich schäme, die mir völlig zuwider ist, annehmen? Das würde ja heißen, dass ich mich mit meiner Krankheit aussöhne, versöhne. Das würde auch heißen, zu versuchen, mit ihr zu leben, das Beste daraus zu machen!

Es dauerte sehr, sehr lange, bis ich über meine psychische Erkrankung, über meine Depression offen reden konnte. Offen darüber zu reden heißt nicht, dass ich jedem auf der Straße von meiner Depression erzählte. Im Laufe der Zeit entwickelte ich ein ganz feines Gespür, wem ich meine Erfahrungen erzählen möchte und wem ich sie nicht erzähle. Das Sonderbare ist dabei: Wenn ich offen über meine Depression und wie ich damit zu leben gelernt habe, erzähle, dann erzählen auch meine Gesprächspartner, wie sie mit schweren Zeiten zurechtgekommen sind. Und diese Gespräche sind wirklich äußerst wertvoll.

Warum erzähle ich Ihnen diese Geschichte?

- In meinen jungen Jahren konnte ich depressive Menschen nicht aushalten. Vielleicht geht es Ihnen auch so? Vielleicht ist das so, weil man dem gesamten Krankheitsbild so hilflos gegenübersteht?
- Seit ich selber eine schwere Depression erlebt habe, denke und handle ich völlig anders, denn meine eigene Depression wurde mir zum besten Lehrmeister.
- Wenn man Krisen-Zeiten erlebt und überlebt hat, dann ist man um viele Erfahrungen reicher.

Ich wünsche Ihnen viel Kraft, damit Sie Krisenzeiten gut überstehen!

Von den „fetten Jahren“ bis zu „Ich schaffe es nicht mehr“

1979, gleich nach meiner Diplomierung, trat ich meine erste Dienststelle auf der Internen Station für Männer im Krankenhaus Hallein an. Ich war jung, übermütig, voll Freude an der Arbeit als Krankenschwester und Freude an der Gemeinschaft der Ordensschwestern.

Man könnte diese Jahre als die „sieben fetten Jahre“ umschreiben, sie dauerten bis September 1986. Da bat mich die Generaloberin, ans Krankenhaus Tamsweg zu wechseln, um auf der Chirurgie zu arbeiten.

Meine Mitschwester, die dort schon viele Jahre auf der chirurgischen Station tätig gewesen war und im chirurgischen Intensivzimmer ausgezeichnete Arbeit leistete, sollte nach Salzburg wechseln, um dort die Finanzangelegenheiten zu übernehmen. Der Aufstand auf der Station war dementsprechend groß: Die bestens eingearbeitete Intensivschwester wird von einer Schwester von der Internen ersetzt bzw. ausgetauscht.

Es war allen klar, dass dieser Wechsel nicht mein Wunsch gewesen war, sondern eine Bitte der Ordensleitung an mich. Nachdem ich über die Pflege auf der Internen bestens Bescheid wusste, aber von der chirurgischen Pflege nur das Grundwissen aus meiner Ausbildungszeit vorzuweisen hatte, wusste ich, dass in Tamsweg auf der Chirurgie auf mich kein „Honiglecken“ wartete.

Es war mein erster Tag auf der Station. Von den Mitarbeiterinnen wurde ich völlig ignoriert. Wenn ich eine Frage gestellt habe, zum Beispiel, wo ich verschiedene Pflegematerialien finden könne, bekam ich eine kurze, nicht hilfreiche Antwort. Teilweise waren es auch falsche Informationen, die ich bekam. Meine Mitschwester, die auch Stationsschwester war, hatte mit mir keine Freude. Ich war sehr arbeitswillig und nicht dumm, aber trotzdem war die Trauer um meine Vorgängerin viel zu groß, als dass mir irgendjemand Hilfe oder Zuwendung geben wollte. Es dauerte zwei Jahre, bis ich das „große Geheimnis" der chirurgischen Pflege durchblickte.

Als ich 1992 im chirurgischen Team schließlich gut integriert war und die chirurgische Pflege plus Intensivpflege beherrschte, wurde erneut eine Bitte der Generalleitung an mich herangetragen. Ich sollte wieder zurück ins Halleiner Krankenhaus auf die Interne Männerstation gehen und dort die Stationsleitung übernehmen. Rückblickend würde ich sagen: Die Tamsweger Zeit, das waren die „sechs mageren Jahre". Zurück in Hallein zu sein, das war für mich eine große Freude, es war wie ein Heimkommen.

Nach meinem ersten Arbeitstag hatte ich das Gefühl, als sei ich nie fort gewesen. Und trotzdem hinterließen die Jahre der Stationsleitung, der massive Personalmangel, die Umstellung auf die EDV und die Pflegedokumentation einige Spuren in mir.

Der Karfreitag 1994 war ein herrlicher Tag. Ich saß im Park auf einer Bank, es war warm, blauer Himmel, die japanische Kirsche blühte. In diesem Moment stiegen in mir Gefühle des „Ich kann nicht mehr" ganz massiv auf. Das waren meine ersten Suizidgedanken, die ich erlebte. Meine Gedanken und Überlegungen befassten sich nur mit dem einen Thema: Welche Möglichkeiten des Suizides stehen mir zur Verfügung? Bei diesen Gedanken wurde mir klar, so kann es nicht weitergehen. Ich brauchte dringend Hilfe.

In das Halleiner Krankenhaus kam einmal pro Woche eine Konsiliarärztin für Neurologie und Psychiatrie. Diese Fachärztin schätzte ich sehr. Ich rief sie an und erzählte ihr meine Not. Sie sagte: „Komm heute um 18 Uhr zu mir in die Ordination.“ Für diese rasche Hilfe war ich sehr dankbar. Was ich an diesem Tag nicht wusste, war, dass ein langer, sehr schmerzlicher Weg vor mir liegen würde. Als sie mir erklärte, dass ich eine Depression habe, war es für mich auch nicht sonderlich aufregend, weil ich damals noch keine Ahnung davon hatte, welches Ausmaß eine Depression annehmen kann.

Heute weiß ich viel genauer über diese Krankheit Bescheid. Ich sage immer:

„Eine Depression ist ein ‚gesammeltes Werk‘, denn es hat sich in der Herkunft viel angesammelt. Mein Heimathaus ist ein Bergbauernhof auf 1 300 Meter Seehöhe. Ein Bergbauer auf 1 300 Meter Seehöhe zu sein heißt, im Sommer und im Winter, auf steilen Wiesen und im unwegsamen Gelände, hart zu arbeiten. Von meinen Eltern wurde mir immer vermittelt, dass man fleißig arbeiten muss. Nur wer arbeitet und etwas leistet, der wird es im Leben zu etwas bringen.“

Mit diesem „Etwas“ meinten sie wohl einen größeren Besitz, Reichtum und Geld.

Bei diesem Leistungsdenken habe ich immer das Gefühl, dass es in meinen Genen sitzt und klebt. Diese Botschaft wurde mir von meinen Eltern vermittelt, und diese bekamen den Auftrag von meinen Großeltern. Das geht zurück bis zu meinen Urgroßeltern. Das verstehe ich unter einem „gesammelten Werk“. Somit könnte ich meinen Eltern nie den Vorwurf machen, dass sie uns etwas Falsches gelehrt haben.

Die Fachärztin verschrieb mir zwei verschiedene Medikamente. Als nach vier Wochen keine Besserung spürbar war, bekam ich eine Infusionstherapie über mehrere Wochen. Die Zeit verging schnell, meine Suizidgedanken wurden nicht besser, meine Verzweiflung wurde immer größer.

1996, vier Jahre später, wurde die Ratlosigkeit der Psychiaterin auch für mich spürbar, und so haben wir uns gemeinsam entschieden, dass ich ins Krankenhaus Oberndorf auf die Interne Abteilung in die stationäre Behandlung gehe. Diese Entscheidung war falsch, ich hätte auf eine Psychiatrische Abteilung gehört. Auf der Internen Abteilung bekam ich wieder eine Infusionstherapie mit zwei verschiedenen Antidepressiva. Der Facharzt für Psychiatrie kam einmal pro Woche zur Visite, das war „Elend live", würde ich behaupten. Die damaligen Antidepressiva kann man mit den heutigen Medikamenten überhaupt nicht vergleichen! Psychopharmaka, die heute verschrieben werden, haben viel weniger Nebenwirkungen und sind wesentlich besser verträglich. Nach rund drei Wochen wurde ich unverändert „krank" aus dem Krankenhaus entlassen.

Das Schlimme in so einer Krisenzeit ist, dass man alles Mögliche und Unmögliche versucht – und über lange Zeit doch das Falsche tut. Mit einer psychiatrischen Erkrankung gehört man auf eine Psychiatrische Fachstation und nicht auf eine Interne Abteilung, denn neben der medikamentösen Behandlung bietet die Psychiatrie ein viel breiteres Behandlungsspektrum, das auch zielführender ist. Ich denke hier an ausführliche Visiten, Gesprächstherapie, Ergotherapie, Gruppengespräche, Entspannungsübungen, Gymnastik etc.

Die Angst vor dem Wort „Psychiatrie" verhindert viele gute Möglichkeiten einer adäquaten Behandlungsform; mir ist es damals genauso ergangen. Vieles war für mich machbar, auf eine Psychiatrie wollte ich noch nicht. So ging mein Elend weiter, mit massiven Suizidgedanken, die behandlungsresistent waren.

Immer noch suchte ich den rettenden Strohhalm. Man erzählte uns, dass in Überlingen am Bodensee ein psychiatrisches, therapeutisches Zentrum wäre. Die Kostenübernahme durch die Österreichische Gebietskrankenkasse und die AOK Baden-Württemberg war höchst umständlich, doch wir haben es geschafft, und ich bekam einen Therapieplatz.

So brachten mich meine Mitschwestern nach Überlingen. Ich stieg aus dem Auto und sofort war mir klar: Hier bleibe ich nicht! Nach langem Hin und Her und fiel meiner Mitschwester plötzlich ein, dass in der Nähe von Überlingen das Kloster Sießen sei und das wolle sie gerne anschauen. Kloster Sießen war ein Vorzeigeprojekt, geführt von Franziskanerinnen, und irgendwie hatten wir erfahren, dass es dort eine „Heilende Gemeinschaft" gäbe. Also auf nach Sießen!

Wieder ein neuer Hoffnungsschimmer für mich. Diese Gemeinschaft war ein kleiner, eigenverantwortlicher Bereich im großen Klosterareal mit rund 15 Ordensleuten aus Deutschland und Österreich. Die Aufenthaltsdauer war mindestens drei Monate. Es gab eine eigene Leitung, einen eigenen, voll überlasteten, Psychiater, eine eigene Tagesstruktur mit Freizeit und Arbeitszeit. Obwohl eigentlich kein Platz frei war, wurde ich aufgenommen. Ein Zimmer war frei, gegessen wurde gemeinsam, aber der Psychiater hatte keine Stunde für mich Zeit. Das war für mich schon sehr eigenartig. Alle anderen hatten ein oder zwei Einzelgespräche pro Woche bei ihm, aber für mich hatte es nicht mehr gereicht. Die drei Monate sind relativ schnell vergangen.

Meine Arbeitsstelle im Kloster war bei zwei Malern, leider weiß ich ihre Namen nicht mehr, und ich glaube, die beiden Maler haben den Psychotherapeuten ersetzt. Ihre Unkompliziertheit, unser gemeinsamer Spaß verbunden mit viel

Wertschätzung, das hatte mir gutgetan. Wir hatten auch immer eine Sonderration Jause von den Schwestern bekommen. Der Chef der „Malerkompanie“, der ich angehörte, wunderte sich immer über meine „Sauerei“. Er sagte oft zu mir: „Michaela, du hast ja mehr Farbe am Boden als auf der Wand.“ Aber das ruinierte unsere Freundschaft nicht. Schließlich war ich ausgebildete Krankenschwester – und keine Malermeisterin.

Die drei Monate gingen vorbei, ich kam nach Hause. Die Erwartungen der Mitschwestern waren groß, schließlich war ich drei Monate auf „Erholung“ gewesen, so meinte man. Aber nach einer Woche war mein Zustand wie immer.

Wenn man so lange an einer belastenden psychischen Erkrankung leidet, dann denkt man nur mehr daran, wie man den Tag überlebt. Freudlos, kraftlos, sinnlos, hoffnungslos, so ging es mir über sehr lange Zeit.

Als ich nach vielen Jahren endlich den Eindruck hatte, dass die Suizidgedanken weniger werden und sie schließlich ganz verschwanden, kam etwas ganz Unerwartetes: Ich hatte das Gefühl, die Suizidgedanken würden in meinen Oberschenkelknochen kleben, als wären sie dort abgelagert. Ich spürte sie dort, aber zu dieser Zeit waren sie nicht mehr bedrohlich. Dieses Gefühl dauerte weitere zwei bis drei Jahre, es störte mich aber nicht mehr.

Warum erzähle ich Ihnen diese Geschichte?

- Wenn ich mir ein schönes Kleid kaufen möchte, gehe ich nicht zum Bäcker, sondern in ein Modegeschäft. Wenn ich Hunger habe, gehe ich in ein Lebensmittelgeschäft und nicht ins Schuhgeschäft. Wenn jemand eine schwere psychiatrische Erkrankung hat, dann suchen viele Betroffene Hilfe bei Ersatzmedikamenten oder „Ersatztherapeuten“. Sie vergeuden damit viel Geld und Zeit.
- Es ist bewiesen, dass Menschen mit einer psychischen Erkrankung bis zu sieben Jahre suchend unterwegs sind, bis sie die richtige Therapie bekommen.
- Wenn Sie an einer psychischen Erkrankung leiden, gehen Sie gleich zu einem Facharzt für Psychiatrie. Schämen Sie sich nicht, wenn Sie auf der Psychiatrie stationär aufgenommen werden. Eine psychische Erkrankung ist eine Krankheit so wie jede andere Krankheit.

Als ich mich so geschämt habe

Ich war 35 Jahre lang als Krankenschwester in verschiedenen Krankenhäusern tätig. Mein letzter Arbeitsplatz war ein großes Seniorenheim, dort hatte ich die Pflegedienstleitung über. Meine Aufgabe war, für eine gute Pflegequalität und für ausreichend qualifiziertes Pflegepersonal zu sorgen. Mitarbeiterführung, Schulungen und Fortbildung des Pflegepersonals waren ein wichtiger Teil meiner Arbeit. Ebenso wichtig waren die Berechnungen des Personalbedarfes. Wie man weiß, sind die Personalkosten der größte finanzielle Faktor eines Betriebes. Ich hatte dafür einige spezielle Ausbildungen für Führungskräfte. Die Mitarbeiterführung und die Begleitung der Mitarbeiter waren für mich kein Problem, wir haben uns sehr gut verstanden. Der Umgang mit den älteren Menschen war für mich auch nicht schwierig. Weniger gemocht habe ich aber die großen Sitzungen und Besprechungen.

Es gab damals eine Arbeitsgemeinschaft privater Seniorenheime Salzburgs. Wir haben uns einmal im Monat zur Sitzung getroffen. Unsere Besprechungspunkte waren immer die Finanzen, das Pflegepersonal, Pflegequalität, die Auflagen und Forderungen, die uns vom Land Salzburg auferlegt wurden. Zugleich kam immer die prüfende und peinliche Frage, ob alle Institutionen ihre Aufgabe erfüllt hätten. Und: Wer hat gute Ideen und Vorschläge, wie es in der Zukunft weitergehen soll? Meine große Frage war immer, ob die Ideen und Vorschläge auch machbar bzw. ausführbar seien.

Bei solchen Sitzungen wurde am Beginn immer eine Anwesenheitsliste herumgereicht, die zu unterschreiben war.

Während dieser Jahre machte sich schon meine Depression bemerkbar. Eine sehr unangenehme Nebenwirkung waren meine zittrigen Hände. Ich konnte damals fast nicht schreiben. Nun kam diese Anwesenheitsliste zu allen und ich beobachtete ganz verschreckt, wann sie bei mir ankommen würde. Und es dauerte nicht lange, da lag die Liste vor mir, und ich konnte sie nicht unterschreiben. Die anderen Sitzungsteilnehmer sagten dann: „Michaela, gib den Zettel weiter!" Aber ich konnte meinen Namen nicht schreiben, weil meine Hände so arg gezittert haben.

Diese Situation war für mich äußerst unangenehm und demütigend. In meiner Not sagte ich zu meiner Mitschwester, die neben mir saß: „Schreib du meinen Namen!" Die Antwort war: „Deinen Namen kannst schon selber schreiben." Obwohl sie meine Mitschwester war, hatte sie keine Ahnung, wie es mir ging. Ich habe ganz selten über meine Depression gesprochen und nur wenige Menschen über meine Erkrankung informiert. Nach mehrfacher Aufforderung, dass ich die Liste weitergeben solle, machte ich dreimal hintereinander den Buchstaben „x". Diese Erfahrung raubte mir den letzten Millimeter meines Selbstwertes.

Diese Erlebnisse vergisst man das ganze Leben nicht. Das ist auch sehr gut, dadurch verstehe ich die Not der Menschen, denen es jetzt genauso geht, wie es mir damals erging.

Der positive Tagesrückblick

Die ersten Tage meines stationären Aufenthaltes 2006 im Krankenhaus Schwarzach waren mühsam, weil es jeden Tag irgendetwas Neues zu tun gab: das Gespräch mit der Psychotherapeutin, Gruppentherapie, Ergotherapie, Visite usw.

Bei der Visite wurde ich gefragt, was mir helfen würde, was ich mir wünschen würde! Ich sagte: „Mein einziger Wunsch wäre, drei Wochen zu schlafen, ohne wach zu werden, dann würde es mir besser gehen." Die Oberärztin, die ich jetzt schon kannte, die ich mochte und geschätzt habe, sagte: „Genau DAS machen wir nicht. Sie würden nach drei Wochen wach werden und es ginge Ihnen gleich schlecht wie jetzt." Die Erfüllung des einzigen Wunsches wurde also ganz klar abgelehnt.

Bei der Visite am darauffolgenden Tag hatte die Oberärztin ein neues Angebot. Ich sollte jeden Abend einen positiven Tagesrückblick machen, das heißt, drei positive Ereignisse oder Eindrücke, die ich tagsüber erlebt habe, aufschreiben.

Ich sagte: „In der momentanen Situation kann ich wirklich nichts Positives spüren oder aufschreiben. Ich kann nicht."

Darauf die Oberärztin: „Jeden Abend um 18:45 Uhr kommt eine Schwester und überlegt mit Ihnen, was heute positiv war."

Diese Idee hatte mir gerade noch gefehlt! Pünktlich um 18:45 Uhr kam die Schwester zu mir ins Zimmer und half mir, den vergangenen Tag zu überdenken und zu analysieren. In einer schweren Depression ist dieser Auftrag, auch mit Hilfe einer Fachkraft, unmögliche Schwerstarbeit. Manchmal haben die fünfzehn Minuten Zeit nicht gereicht, denn trotz aller „Schwere“ mussten die drei positiven Punkte gefunden werden.

Nach den neun Wochen auf der psychiatrischen Station bat ich um die Entlassung. Mein depressiver Zustand hatte sich nicht gebessert. Man spricht bei der Depression von den „Losigkeiten“, man ist antriebs-, freud-, kraftlos. Alles ist farb- und sinnlos.

Die Oberärztin sagte zu meiner Mitschwester, die mich abholte, dass ich austherapiert wäre. Dies hat mich schwer getroffen. Austherapiert, das bedeutet, dass Ärzte als Professionisten eigentlich nichts mehr tun können. Wie soll mein Leben wieder „leb-bar“ werden? Das Wort „austherapiert“ hatte mich sehr verärgert und ich dachte mir, das werden wir sehen.

Die Oberärztin erklärte mir, was für die nächsten vierzehn Tage wichtig sei: dass ich meine Medikamente genau nehme, jeden Tag den positiven Tagesrückblick schreibe und einen kurzen Spaziergang mache. Während dieser Zeit konnte ich krankheitsbedingt noch keine Psychotherapie in Anspruch nehmen. Auf meine Frage, was eigentlich noch machbar wäre, kam die Oberärztin auf die Idee des kreativen Gestaltens. Wenn Gespräche noch nicht möglich sind, ist einfaches, kreatives Gestalten eine Möglichkeit, sich auszudrücken. Sie nannte mir den Namen einer Kunsttherapeutin in Salzburg, die ich dann kontaktiert habe. Ich durfte therapeutisch-gestalterisch einmal wöchentlich, zwei Jahre lang, mit ihr arbeiten. Nach vierzehn Tagen sollte ich wieder zur Kontrolle in die Psychiatrie-Ambulanz kommen.

Der Auftrag, den positiven Tagesrückblick zu schreiben, war mir wichtig. Ich tat alles, was zur Besserung meines Gesundheitszustandes beitrug und mir helfen sollte – wenn es für mich machbar war. Bei jeder Kontrolle in der Psychiatrie-Ambulanz, bei der ich mich mit der Oberärztin zum Gespräch traf, zeigte ich ihr die positiven Tagesrückblicke, die ich mühsam geschrieben hatte.

So geschah es, dass im Laufe der Zeit der positive Tagesrückblick zum Abendritual wurde. Nach dem Zähneputzen saß ich mit meinem Buch an der Bettkante und überlegte, was mir der heutige Tag geboten hatte. Manchmal dachte ich, „heute weiß ich überhaupt nichts"; zu meinem Erstaunen habe ich dann aber eine ganze Seite geschrieben.

Immer, wenn ein neues Jahr begann, fragte mich die Oberärztin, was ich mit dem vollgeschriebenen Buch machen würde. Ich antwortete: „Das schmeiße ich weg, zum Altpapier." Sie hätte erwartet, dass ich alle Bücher sammle, damit ich nachschauen kann, was vor zwei oder drei Jahren gewesen ist.

Das Geheimnis dieses Tagesrückblickes ist, dass man lernt, die kleinen unscheinbaren Dinge des Alltags zu sehen bzw. zu spüren. Elf Jahre habe ich jeden Abend geschrieben. Ich habe auch nie darauf vergessen, weil es ein wichtiger Teil meines Abendrituals war. Einmal feierten wir ein großes Fest, ich kam spät nach Hause. Um 1:30 Uhr saß ich auf der Bettkante und schrieb. Aber die Zähne habe ich nicht mehr geputzt.

Im Peer Center weisen wir sehr oft darauf hin, die kleinen Dinge des Alltags positiv zu sehen. Als kleines Werbegeschenk gibt es deshalb im Peer Center ein kleines hellbraunes Büchlein. Auf der ersten Seite steht:

Dieses Büchlein ist für das Nachtkästchen gedacht.
Am Abend sollst du drei positive Dinge aufschreiben, die du heute erlebt hast. Denk bitte nicht an große Dinge, du findest sie nicht. Denke an ganz kleine unscheinbare Dinge, denen du heute begegnet bist. Eine Blume, ein Schmetterling, eine Hummel oder eine nette Begegnung.

Dieser positive Tagesrückblick ermöglicht eine andere Sichtweise. Vielleicht merkst du, dass es auch schöne Dinge gibt, denen du heute begegnet bist. Viel Freude und Mut!

Dieses Abendritual sollte über Jahre regelmäßig vollzogen werden, damit eine Änderung der Lebenseinstellung und Sichtweise spürbar wird. Nach elf Jahren des Schreibens habe ich aufgehört, und ein wichtiger Teil am Abend fehlte mir. Seither habe ich drei Mal wieder begonnen, aber ich konnte es nicht mehr über längere Zeit durchziehen, so leid es mir tut.

Mensch sein

Aufgrund meiner massiven Depression hatte mir meine Psychiaterin empfohlen, dass ich mich auf einer psychiatrischen Station melde.

Meine Psychiaterin, eine äußerst empathische und verständnisvolle Frau, fragte mich, welches Krankenhaus ich mir vorstellen könnte. Gemeinsam überlegten wir die Möglichkeiten in der Stadt Salzburg. Für mich waren alle Vorschläge unmöglich, denn als Krankenschwester trifft man überall Bekannte oder Kolleginnen von der Ausbildungszeit. In dieser Krisenzeit brauchte ich nur Abstand und keine bekannten Gesichter mit der Frage: „Was tuast denn du hier?“ Was ich mir noch am ehesten vorstellen konnte, war die Psychiatrische Station im Krankenhaus Schwarzach. Dort kenne ich niemanden, dachte ich.

Am nächsten Tag wurde ich stationär aufgenommen. Elend, krank, hilflos, eigentlich lebensunfähig stand ich vor dem Schwesternstützpunkt. Zum allergrößten Schrecken habe ich gleich drei bekannte Kolleginnen getroffen. Was sollte ich jetzt, davonlaufen konnte ich nicht mehr!

Schließlich wurden alle Daten aufgenommen, und die Krankenschwester zeigte mir mein Zimmer und mein Bett. Kurze Zeit später erschien die Oberärztin und erklärte mir, dass es noch ein bisschen Zeit brauche, dann würde sie zu mir kommen. Sie machte mir das Angebot, dass ich noch eine Stunde in den Ort gehen könne, auf ein Eis oder auf einen Kaffee. Mit Schrecken dachte ich: Liebe Frau, du hast keine Ahnung, wie schlecht ich mich fühle. Hatte sie es wirklich noch nicht gewusst, wie schlecht es mir ging, oder wollte sie mich ein bisschen herausfordern?

Als alle Untersuchungen abgeschlossen waren, bekam ich den Auftrag, in den Aufenthaltsraum, zu den anderen Patienten, zu gehen. Wir haben Karten gespielt, es war sehr lustig, so schien es. In Wirklichkeit war ich ein einziges Häufchen Elend. Ich dachte: Wenn die wüssten, wie schlecht es mir geht.

So verging die erste Woche im Krankenhaus in der psychiatrischen Abteilung. Niemand ahnte, wie groß mein schauspielerisches Talent war. Ich selber auch nicht. Für mich war es völlig klar, dass ich daheim in meinem Arbeitsbereich als Pflegedienstleitung meine Not verbergen musste. Eine Pflegedienstleitung darf doch ihre Schwäche nicht zeigen! Sie ist verantwortlich für das Pflegepersonal und für die Pflegequalität, Schwachsein ist dabei nicht erlaubt.

Weil ich meine Krankheit über Jahre überspielt habe, wurde das „Theater" zur Normalität. Im Krankenhaus wurde mir dies schließlich bewusst, als bei den Ärzten und bei den Krankenschwestern die Frage auftauchte, warum die Sr. Michaela eigentlich im Krankenhaus war. Nach einem ausgiebigen Gespräch wurde mir die Situation schon deutlicher. Mein neues Lernfeld war jetzt, zu spüren, zu erkennen und auszudrücken, was sich in meiner Seele, in meiner Psyche tat. Die Abmachung mit den Krankenschwestern lautete, immer zum Schwesternstützpunkt zu kommen, wenn es mir sehr schlecht ging. Immer bin ich nicht gekommen, aber immer öfter.

„Es geht mir so schlecht", das hieß in Wirklichkeit, dass ich massive Suizidgedanken hatte. Kann ich den bedrängenden Zustand noch aushalten oder ist es nicht mehr aushaltbar? Durch die immer öfter stattfindenden ehrlichen Gespräche verbesserte sich auch unsere Vertrauensbasis.

Eines Abends ging es mir sehr schlecht, ich ging in das Dienstzimmer der Schwestern und erzählte ihnen meine Not. Sie sagten: „Es kommt gleich eine Ärztin zu Ihnen ins Zimmer."

Bald darauf kam eine junge Turnusärztin. Sie holte sich einen Sessel und setzte sich zu mir ans Bett. Sie fragte, ob ich meine Medikamente genommen hätte. Ich bejahte. Die Ärztin sagte: „Ich bleibe so lange bei Ihnen, bis Sie schlafen." Diese Zusage gab mir Sicherheit. Sie blieb einfach bei mir, ohne zu reden. Diese Erfahrung habe ich nach achtzehn Jahren noch immer tief in meiner Seele. Dass ein Mensch in meiner schweren Krise einfach bei mir bleibt, dass ich nicht mit einer Tablette abgefertigt werde – oder mit dem leicht gesagten Satz: „Das wird schon wieder besser."

Heute denke ich mir, ich müsste bei der Begleitung psychisch kranker Menschen einfach bleiben, sitzen bleiben, ohne viel zu reden. Bei einem Vortrag sagte eine Referentin: „Die Begleiterin soll so lange schweigen, bis die Betroffene wieder reden kann." Probieren Sie es aus, das ist schwer auszuhalten.

Diese schwere Zeit des Aushaltens und Mitgehens ist sicher nicht leicht, aber sehr wirksam. Bei Gesprächen mit Angehörigen von psychisch kranken Menschen höre ich oft von ihrer Hilflosigkeit und Überforderung. Sie sagen, sie täten alles, damit es ihm oder ihr besser gehen würde. Mein Denken ist, dass dieses Mit-Aushalten einer psychischen Erkrankung eine sehr große Herausforderung ist, das Nicht-helfen-Können. Eigentlich brauchen nicht nur die Betroffenen, sondern auch die Angehörigen eine psychotherapeutische Begleitung. Dabei begegnet man der Frage, wo in der ländlichen Umgebung ausreichend Psychotherapeuten zu finden sind und wie das zu finanzieren ist?

Ein großes Problem war für mich während dieser Krisenzeit, dass ich mich wegen meiner psychischen Krankheit so geschämt habe. Als gebürtige Lungauerin bekam ich die ländlichen Bemerkungen oft zu hören, da wurde eine psychische Erkrankung mit „die spinnt schon wieder“ oder „die hat's a bei den Nerven“ abgefertigt.

Obwohl ich mit meiner Mama eine sehr positive Beziehung gehabt habe, konnte ich mit ihr nie über meine Depression sprechen. Mein Gefühl war, „wenn ich meiner Mama sage, wie schlecht es mir geht, dann macht sie sich noch mehr Sorgen“. Und das wollte ich nicht. Aber das ist ein Irrglaube. Eine Mutter erkennt genau, wie es ihrem Kind geht, auch wenn es schon erwachsen ist.

Während meines stationären Psychiatrieaufenthaltes ging es mir oft sehr schlecht. Die Suizidgedanken waren zeitweise sehr intensiv. An den Wochenenden sollte ich nach Hause fahren. Das war zwar natürlich sehr anstrengend, aber gleichzeitig auch ein gutes Übungsfeld. Am Freitagmittag kam der Primar zu mir und sagte: „So wie ich Sie jetzt erlebe, müsste ich Sie nach Salzburg in die Christian-Doppler-Klinik schicken. Ich tue es nicht. Fahren Sie nach Hause. Ich hoffe und vertraue, dass ich Sie am Montag hier wiedersehe.“

Und so war es auch. Diese wertschätzende Haltung, auch in der Krisenzeit, das Vertrauen, dass es gut gehen würde, das vergesse ich bis heute nicht.

Ergotherapie

Ergotherapie hilft Menschen mit körperlichen oder geistigen Einschränkungen ihr Leben eigenständig zu gestalten. Sie ist eine medizinische Behandlungsform, die Menschen dabei unterstützt, ihre Alltagstätigkeiten besser zu bewältigen.

Als mir im Jahr 2006 im Schwarzacher Krankenhaus neben vielen anderen Therapien auch die Ergotherapie angeboten wurde, tat ich mich mit der Teilnahme sehr schwer. Das Problem lag darin, dass ich aufgrund meiner schweren Depression eigentlich unfähig war, irgendetwas Kreatives zu tun. Während dieser Zeit fühlte ich mich völlig handlungsunfähig. Ich wollte nur im Bett liegen bleiben und schlafen.

Trotzdem war es gut, dass ich „hingehen musste". Ich saß im Ergoraum und schaute hilflos ins Zimmer. Was sollte ich tun? Ich wusste es nicht. Eine Ergotherapeutin gab mir ein Blatt mit Mandalas zum Ausmalen. Ich fand das sehr unsinnig. Mein ganzes Leben lang hatte ich Wichtigeres zu tun gehabt, als Mandalas zu malen. Ich saß da, vor meinem Blatt, ohne Freude und ohne Ideen. Außerdem war das, was ich dann malte, „voi schiach". Das war mein Gefühl.

Dann bekam ich das Angebot, mit Peddigrohr einen kleinen Brotkorb zu flechten, aber dabei ging es mir auch nicht besser. Trotz meiner Antriebslosigkeit, meiner ganzen Unlust, Freudlosigkeit und des Widerwillens saß ich im Ergoraum bei den anderen Patienten und „tat" etwas. Damals konnte ich mein mühsames „Tun" nicht wertschätzen und schon gar nicht lobend anerkennen. Das ist auch eine typische Eigenschaft der Depression: Alles, was ich machte, hatte keinen Wert für mich.

Das nächste Angebot war, mich an den Webstuhl zu setzen und einen kleinen Teppich zu weben. Durch meine Kraftlosigkeit hatte mein Teppich keine Festigkeit, das Gewebte war zu locker. Ich habe meinen Teppich fertiggestellt, aber eigentlich war er für mich unbrauchbar.

Das Schlimme an dem ganzen „Tun" war, dass ich mich so sehr bemüht habe und das „Wenige" an vorhandener Kraft investierte – es bereitete mir aber keinen Funken Freude. Das ist „Depression".

Der nächste Versuch bestand darin, aus Ton ein kleines Gefäß zu formen. Ich habe noch nie mit Ton gearbeitet, und auf meinen Händen klebte nun so eine dünne ausgetrocknete Lehmschicht. Trockene, schmutzige Hände, das kann ich überhaupt nicht aushalten!

In den letzten Ergotherapie-Stunden meines stationären Aufenthaltes bekam ich einen relativ großen Spiegel, der einen circa zehn Zentimeter breiten Rahmen bekommen sollte. Der Rahmen bestand aus bunten Scherben, Fliesenscherben, die in einer Gipsmasse den äußeren Rahmen bildeten. Damals konnte ich mit dem „Bild" der Scherben nichts anfangen. Heute denke ich mir, dass diese Scherben ein treffendes Bild für meinen seelischen Zustand waren, mein völliges „Ge-brochen- und Zerbrochen-Sein".

Bei der letzten Ergotherapie-Stunde vor der Entlassung bekam ich von der Ergotherapeutin alle Werkstücke, die ich im Laufe meines Aufenthaltes angefertigt hatte. Da lagen sie, alle Zeichnungen, der kleine Brotkorb, der viel zu lockere Teppich, das Tongefäß und der große Spiegel. Das sollte ich mit nach Hause nehmen. Ich sagte zur Ergotherapeutin, dass ich „nichts davon" nach Hause mitnehmen wolle. Sie war ganz erstaunt und redete mir gut zu. Ich nahm kein einziges Stück mit nach Hause.

Warum erzähle ich Ihnen diese Geschichte?

Damit man sieht und erkennt,

- welche Veränderungen eine psychische Erkrankung im Menschen auslöst,
- dass sich nur etwas ändert im Leben, wenn ich es tue,
- und dass dieses „Tun“ Schwerstarbeit ist.

Ich möchte noch gerne erzählen, wie es heute, 18 Jahre später, mit diesem „Tun“ ausschaut. Aus mir ist eine leidenschaftliche Malerin geworden. Ich habe den schönsten schwarzen Malkasten der Welt, mit 120 Faber-Castell-Buntstiften. Ich male mit Acrylfarben, habe eine riesige Freude dabei und leitete im Peer Center sogar eine Kreativgruppe, die sich jeden Donnerstag traf. Kreativ sein, das mache ich heute gerne.

Eine weitere Leidenschaft ist das Stricken. Ich stricke kleine bunte Socken, rund zweieinhalb Zentimeter groß, die ich als Schlüsselanhänger verschenke. So ganz nebenbei bin ich auch zur leidenschaftlichen Köchin geworden.

Manchmal muss im Leben viel Zeit vergehen, damit die ganz tief innen liegenden Freuden und Fähigkeiten zum Vorschein kommen.

Was aus diesem „Tun“ entstanden ist, ist eine große Freude für mich.

Geben Sie sich genug Zeit, damit Ihre Kreativität und Freude zum Vorschein kommen können!

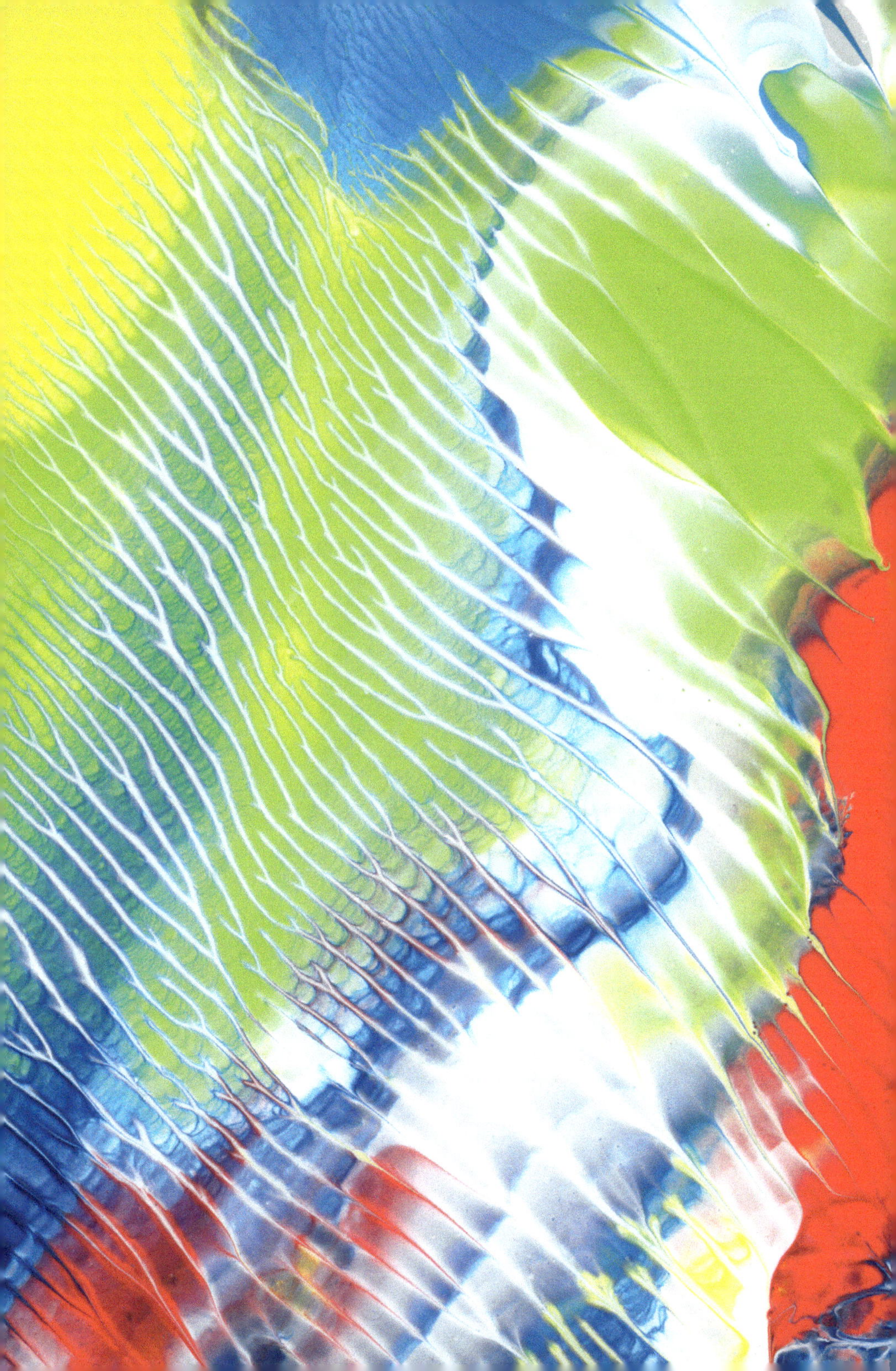

Annelies, meine beste Freundin

Eines Tages kam ich wieder zu meiner Oberärztin in die Psychiatrie-Ambulanz zur Kontrolle. Nach dem Gespräch musste ich noch auf einen Arztbrief warten. Da sich Wartezeiten im Krankenhaus oder bei Ärzten sehr ausdehnen können, hatte ich ausreichend Zeit, die ausliegenden Flyer und Prospekte genau anzuschauen. Unter den vielen Angeboten war auch ein Kreativ-Workshop mit dem Schwerpunkt „Malen“, es gab jedoch einen kleinen „Pferdefuß“: Der Kurs dauerte von 17 Uhr bis 19 Uhr und fand in einem Nebengebäude des Schwarzacher Krankenhauses statt. Das bedeutete für mich, dass ich um 15 Uhr zuerst mit dem O-Bus bis zum Bahnhof fahren musste und dann mit dem Zug von Salzburg bis Schwarzach. Die gesamte Reisezeit würde also für eine Strecke rund eineinhalb Stunden betragen. Mit den üblichen Wartezeiten würde ich erst wieder zwischen 21 und 21:30 Uhr zuhause ankommen. Weil der Zeitaufwand wirklich groß gewesen wäre, konnte ich mich einfach nicht zu einer Anmeldung entschließen.

Im Vorbeigehen sagte die Oberärztin: „Das wäre was für Sie.“

Ich antwortete ganz spontan: „Na, das ist nix für mi.“

Die Oberärztin meinte: „Nehmen Sie den Flyer einfach mit und schauen Sie ihn sich zuhause in aller Ruhe noch einmal an.“

Irgendetwas hat mich sehr neugierig gemacht und irgendetwas hat mich gebremst. Am darauffolgenden Tag saß ich in meinem Zimmer und las diesen Flyer von oben bis unten noch mehrmals durch. Damals konnte ich schon ein bisschen spontan sein. Ich nahm mein Handy, wählte die angegebene Nummer, doch die Kunsttherapeutin hob nicht ab; sie war auf Urlaub. Es war aber noch eine zweite Telefonnummer einer anderen Kunsttherapeutin angegeben. Ich startete einen neuen Versuch. Am anderen Ende meldete sich eine sehr, sehr freundliche Dame mit englischem Akzent. Ihr Name war Joy. Sie hat mir gut und aufbauend zugeredet und mir einfach Mut gegeben.

Auf meine Frage, welche Unterlagen ich mitbringen müsse, sagte sie: „Gar keine. Sie brauchen keine Diagnose, keine Befunde, keine Arztbriefe. Nehmen Sie sich selber mit!"

Wie mit ihr vereinbart, kam ich am drauffolgenden Mittwoch zur Malgruppe. Ich und malen – das konnte ich mir damals überhaupt nicht vorstellen. Wie öfters im Leben war es auch dieses Mal so, dass es nicht auf die Kunstwerke ankam, sondern auf das gemeinsame Tun. Zweimal im Monat trafen sich die „Künstler:innen". Wir hatten sehr viel Spaß miteinander, es war einfach fein.

An einem Mittwoch im Winter sagte Joy: „Heute kommt eine neue Dame zur Gruppe." Es dauerte nicht lange, da klopfte es an der Tür. Eine große, schlanke, blonde Dame kam in den Raum, etwas schüchtern sagte sie: „Ich bin die Annelies." Ich sagte gleich zu ihr: „Kimm, sitz di her zu mir." Sie legte ihren Mantel ab und setzte sich gleich neben mich.

Unsere Kunsttherapeutin, besser gesagt „Mutter Joy", fragte, ob wir einen Tee wollten. Alle antworteten: „Ja, bitte!" Es gab verschiedene Teesorten zur Auswahl. Annelies und ich wollten die gleiche Geschmacksrichtung, aber von der gab es nur mehr einen Teebeutel. Die Tassen waren nicht sehr groß, und es war für uns ganz klar, dass ein Teebeutel für uns beide reichen würde. In allen darauffolgenden Workshops haben Annelies und ich uns immer einen Teebeutel geteilt.

Wir gingen über viele Jahre regelmäßig zur Malgruppe. Das Ziel des Workshops war, unsere Kreativität und das freie Malen zu fördern. Kreativ zu sein fördert die Gesundung. Dabei gab es Tage, an denen wir gar keine Mal-Ideen hatten. Wir sprachen uns daher telefonisch ab und schlugen vor, nicht frei zu malen, sondern ein „Malbuch für Erwachsene" und unsere Buntstifte mitzunehmen.

Joy hatte überhaupt keine Freude mit dem Malbuch, sie meinte, „dass wir dabei nicht kreativ seien". Joys verminderte Freude brachte uns nicht aus der Ruhe. Wir wussten ganz eindeutig, dass uns dieses Ausmalen guttut und uns völlig ruhig werden lässt. Eines Tages sagte ich zu Joy: „Ich gebe dir ein Blatt aus meinem Malbuch, probiere es auch aus. Du wirst sehen, wie gut das meditative Ausmalen tut." Am Beginn des Ausmalens hat sie noch ein bisschen mit uns geredet. Sie wurde immer ruhiger und ruhiger, bis sie völlig in der Buntheit der Farben versank. Von diesem Mal-Abend an war für Joy klar, wie heilsam und wohltuend es ist, einfach nur auszumalen.

Durch diesen Workshop wuchs die Freundschaft zwischen Annelies und mir. Für mich bedeutet eine Freundschaft auch, dass man sich oft lange Zeit nicht sieht oder hört. Wenn man sich dann aber wieder trifft, hat man das Gefühl, als wäre man nie getrennt gewesen.

Annelies hatte dieselben Erfahrungen mit einer psychischen Erkrankung gemacht wie ich. Als wir uns nach längerer Zeit wieder einmal getroffen haben, sagte Annelies: „Mir geht es so schlecht, dass es einfach zum Verzweifeln ist."

Ich hörte ihr zu und dann fragte ich sie: „Wie lange geht es dir schon so schlecht?"

Annelies sagte: „Ich weiß das gar nicht, vielleicht sechs oder sieben Monate."

Meine Antwort war dann ganz spontan: „Ach, Annelies, eine schwere Depression dauert zehn Jahre.“ Im selben Augenblick erschrak ich sehr und dachte, oh Michaela, jetzt hast du einen Blödsinn gesagt. Nur weil bei mir der Gesundungsweg länger als zehn Jahre dauerte, muss er nicht bei allen Betroffenen zehn Jahre dauern. Ich hatte ein schlechtes Gewissen, als wir uns verabschiedeten.

Beim nächsten Workshop fragte ich sie: „Annelies, wie geht es dir?“

Sie antwortete: „Danke, besser. Du hast gesagt, eine schwere Depression dauert zehn Jahre, und in zehn Jahren schaffe ich es auch.“

So wie wir alle nahm auch Annelies eine psychotherapeutische Begleitung in Anspruch. Die Jahre vergingen, Annelies ging es immer besser. Bei einem der Gespräche sagte ihre Psychotherapeutin: „Annelies, jetzt geht es Ihnen aber schon wirklich sehr gut, ich glaube, dass sie ohne Psychotherapeutin zurechtkommen.“

Annelies antwortete: „Nein, die Michaela hat gesagt, das dauert zehn Jahre.“ Bis heute nimmt Annelies die psychotherapeutische Hilfe in Anspruch. Warum? Weil es ihr einfach guttut und es den Gesundungsprozess fördert.

Warum erzähle ich Ihnen diese Geschichte?

Eine psychische Erkrankung ist nicht in zwei Wochen, nicht in zwei Monaten und wahrscheinlich auch nicht in zwei Jahren vorbei. Eine psychische Erkrankung fordert einen langen Atem, viel Geduld mit sich selber. Wenn jemand an einer psychischen Erkrankung leidet, soll er sich ausreichend Zeit zur Gesundung geben. Zeitdruck und ein Erzwingen der Gesundung dienen der Heilung nicht.

Ich wünsche Ihnen Zeit!

Mein neuer beruflicher Einstieg

Die Geschäftsführung der Seniorenresidenz brachte mich ins Krankenhaus. Am Weg dorthin erklärte sie mir, dass nun die Pflegedienstleitung neu besetzt werden müsse, weil ich doch längere Zeit im Krankenstand sein würde. Schweren Herzens stimmte ich zu, ich sah auch gar keine andere Möglichkeit. Diese Nachricht traf mich schwer, obwohl ich mir auch nicht vorstellen konnte, wie ich diesem arbeitsintensiven Posten jemals wieder gerecht werden sollte.

Auf dem Parkplatz, beim Krankenhaus Schwarzach angekommen, sagte die Geschäftsführerin zu mir: „Michaela, laut Vorschrift des Landes brauchen wir eine Seniorenbetreuerin. Ich verspreche dir, dass ich diese Stelle für dich reserviere, bis du wieder gesund bist. Du hast keinen zeitlichen Druck." Ich wusste nicht, welche Tätigkeiten da auf mich zukommen würden, irgendwann, als Seniorenbetreuerin, wenn ich dazu gesundheitlich in der Lage wäre.

Als ich Mitte September 2006 aus dem Krankenhaus entlassen wurde, war ich arbeitsunfähig. Aber trotz dieses reduzierten Gesundheitszustandes wollte ich etwas tun. Meine Mitschwestern überlegten mit mir, welche Arbeiten das sein könnten. Wir hatten damals weiße Türen, die eine einfache Verzierung hatten. Auf diesen Zierleisten lag Staub, das konnte ich genau sehen. Ich nahm einen kleinen Kübel, ein feuchtes und ein trockenes Tuch und bemühte mich, den Staub von den Leisten zu wischen. Es war für mich Schwerstarbeit, nach drei Türen war meine Kraft zu Ende. Am nächsten Tag versuchte ich wieder, drei Türen sauber zu wischen. Mehr war nicht möglich. So ging es wochenlang weiter. Mein Glück war, dass wir viele Türen hatten.

Eines Tages sagte meine Mitschwester, dass wir in den nächsten Tagen Besuch bekommen würden und das Zimmer zu richten sei. Angesichts meiner Begrenztheiten half mir meine Mitschwester beim Beziehen des Leintuches, weil das Bett an der Wand stand. Gesagt, getan. Ich nahm das Kopfkissen und den Überzug, bezog das Kopfkissen und verschloss das Kissen mit den vier Knöpfen. Das verlangte meine ganze Kraft, die ich für diesen Tag zur Verfügung hatte. Weil mir meine Mitschwestern immer sehr wertschätzend begegneten, fiel es mir nicht so schwer zu sagen, dass ich nicht mehr schaffe. Solche Erfahrungen zeigten mir, dass es noch ein langer Weg sein würde, bis ich wirklich wieder arbeitsfähig wäre.

Nach rund acht Monaten veränderte sich mein Arbeitsauftrag. Wir hatten ein zweistöckiges Haus, das an mehrere Studentinnen vermietet war. Meine Arbeit lag darin, zwei Bäder, das Stiegenhaus, zwei kurze Gänge und den Boden der beiden Küchen sauberzumachen. Ich konnte mir nicht vorstellen, wie ich dieses Arbeitspensum schaffen sollte. Ich stand wie gelähmt im Vorraum und wusste nicht, wie und wo ich anfangen sollte.

Damals hatte ich jede Woche ein Gespräch mit meiner Psychotherapeutin. Als ich ihr meine Not mit der Arbeitsunfähigkeit klagte, sagte sie: „Ihr Gefühl der Arbeitsunfähigkeit ist wie ein hoher Berg, dieser Berg ist Ihre schwere Depression. Stellen Sie sich vor, dass Sie seitlich dieses Berges stehen und ganz bewusst mit zwei riesigen Schritten über den Berg steigen. Dann beginnen Sie mit ihrer Arbeit." Diesen Rat habe ich genau befolgt, es war beinharte Arbeit, aber ich habe sie geschafft.

Nach 16 Monaten versuchte ich, einmal in der Woche für zwei Stunden in die Seniorenresidenz zu fahren, um mit den Bewohnern Karten oder „Mensch ärgere Dich nicht“ zu spielen. Der Beginn war sehr anstrengend, aber je öfter ich kam, desto besser kannte ich die Mitspieler:innen. Die Spielrunde wurde immer größer, es gab die Spielenden und die Zuschauer.

„Mensch ärgere Dich nicht“ war ein sehr herausforderndes Spiel. Eine Dame kannte die gesamten Spielregeln auf das Genaueste. Abweichungen wurden ausgiebig diskutiert und nach mehrmaligem Vergehen folgte ein Ausschluss aus der Spielrunde.

Von mir wurde immer verlangt, dass ich alle Spielregeln im Detail kenne und wie ein richtiger Schiedsrichter fungiere. Dabei hatte ich von Spielregeln überhaupt keine Ahnung! Auf Wunsch der Bewohner:innen sollte ich zweimal in der Woche zum Spielen kommen. So machte ich es dann auch, schließlich war mein Arbeitspensum noch ausbaufähig. Wir hatten wirklich viel Spaß. Beim Kartenspiel „Mau-Mau“ gesellten sich oft Besucher, ein Sohn und eine Schwiegertochter, dazu. Da gab es schon genaue Richtlinien, wer wo zu sitzen hatte. Schließlich ging es um Sieg oder Niederlage.

In geselliger Runde erzählten die Pensionäre leichter, welche Wünsche sie hätten. Einmal wünschten sie sich eine Strickrunde. Wolle und Stricknadeln hatte ich ausreichend, und Stricken konnte ich auch. Immer am Dienstagnachmittag fand daraufhin die Strickrunde statt. Die Frauen strickten und die Männer unterhielten die Gruppe. Weil die männliche Zuschauergruppe immer übermütiger wurde, besorgte ich für die Männer jeweils eine „Strickliesl“. Männer und eine „Strickliesl“, das war eine eigene Sache. Alle meine Anleitungen, mein Vorzeigen und Erklären, waren beinahe umsonst. Männerhände sind dafür nicht geeignet und oft bekam ich zu hören: „Michaela, Hilfe, meine Liesl wird immer dünner!" Die Jahre vergingen und die Gruppenangebote machten auch mir viel Spaß.

Der nächste Wunsch war für mich schon eine größere Herausforderung: Die Frauen wollten gerne etwas kochen. Die Verwaltung erlaubte uns, im zweiten Stock eine kleine Küche einzurichten. Der Mittwochvormittag war von da an der Koch-Tag. Eine Woche vorher mussten sich die Damen für den Koch-Tag anmelden, mit einem Vorschlag, was sie kochen möchten. Ich hatte als Krankenschwester keine Ahnung vom Kochen, weil ich immer im Krankenhaus gegessen hatte.

Damit sich meine Blamage in Grenzen hielt, musste ich mir etwas einfallen lassen. Nachdem die Damen alle sehr gut kochen konnten, fragte ich sie, wie sie dieses Gericht daheim zubereitet hätten. Sie erzählten aufs Genaueste, was dabei zu beachten sei, und ich hörte ihnen genau zu, damit ich etwas lernte. Daheim schaute ich mir das Rezept im Internet an, und dann habe ich das Gericht einfach ausprobiert. Meine Damen waren von meiner Kochkunst total begeistert! So habe ich gelernt zu kochen.

An einem Mittwoch wünschte sich eine sehr bodenständige Frau „Hasenöhrl", der Koch in der Großküche würde sie nämlich ganz falsch zubereiten. Der Teig war kein Problem, aber der große Topf mit dem heißen Fett, der Rauchmelder, die kleine Küche, das musste ich mir gut überlegen. Da der größte Teil meines Lebens auf Vertrauen aufgebaut ist, habe ich ganz schneidig zugestimmt.

Ich staunte sehr, wie die 87-jährige Dame mit zwei schmerzenden Hüften am Herd vor dem Topf mit dem heißen Fett stand und ein „Hasenöhrl" nach dem anderen ins heiße Fett legte. So wie eine „g'standene Bäuerin". In diesem Augenblick wurde mir klar, dass diese Dame diese Arbeit ein Leben lang gemacht hatte. Ich dachte mir: „Michaela, geh einen Schritt zurück, da passiert nichts!“ In den fünf Jahren unserer Koch-Tage hatte sich niemand jemals geschnitten und verbrannt.

Wir kochten immer für vier Personen, die Köchin durfte immer zwei Personen zum Essen einladen. Das war vielleicht die Tochter oder der Sohn, die Stationsschwester oder die Dame aus dem Nebenzimmer. Wenn wir einen ausgezogenen Apfelstrudel backten, gab es immer besonders viele Essens-Bewerber.

Das war nun ein kleiner Ausschnitt aus meinem Arbeitsbereich der Seniorenbetreuung.

Was ich aus dieser Zeit nie vergessen möchte:

- die Wertschätzung den alten Menschen gegenüber
- den Spaß in der Gruppe
- den Mut, immer ein Stück weiter zu gehen, auch wenn es manchmal nicht einfach ist
- Vertrauen zu haben
- Dinge zu tun, die man sich erst gar nicht vorstellen kann

Seien Sie mutig!

Von Schwarzach bis nach Bremerhaven

Wenn ich über meine Erfahrungen schreibe, möchte ich nicht nur die depressiven Stunden schildern. Mein Anliegen ist, zu vermitteln, dass diese aussichtlose Zeit, diese Krise, zum größten Segen meines Lebens geworden ist. Aber zuerst musste ich durch diese unvorstellbar schweren Jahre durchgehen. Alle meine Fragen, ob es jemals besser werden würde und ich wieder in der Lage wäre, ein eigenständiges Leben zu führen, konnten von niemandem beantwortet werden.

Der gesamte stationäre Aufenthalt in der psychiatrischen Abteilung im Krankenhaus Schwarzach dauerte neun Wochen. Eine unendlich lange Zeit, die mich an meine physischen und psychischen Grenzen brachte. Obwohl ich nach vier Wochen keine spürbare Veränderung oder Verbesserung meines Krankheitszustands wahrnehmen konnte, sagten die behandelnden Ärzte, ich solle am Wochenende nach Hause fahren. Sie meinten, ich könne von Schwarzach bis nach Salzburg mit dem Zug fahren, das sei „ganz einfach und unkompliziert". „Zug fahren", so dachte ich, „das kann ich nicht, weil es im Lungau keinen Zug gibt." Außerdem wusste ich nicht, auf welchem Bahnsteig der Zug abfährt. Was sollte ich machen, wenn der Zug in die verkehrte Richtung fährt? Was, wenn ich an der Haltestelle aussteigen will und die Tür sich nicht öffnen lässt? Für mich waren das damals sehr schwierige und unlösbare Fragen.

Und so gab es für mich nur die Möglichkeit, dass mich jemand mit dem Auto abholt. Diese Wochenenden zu Hause waren für mich purer Stress. Tage vorher schon hatte ich mit meiner Therapeutin im Krankenhaus einen genauen Tagesplan ausgearbeitet, denn eigentlich erschien alles nur schwer.

Nach neun Wochen Aufenthalt wollte ich endgültig nach Hause gehen, weil ich keine Besserung verspürte und die psychiatrische Station für mich nicht mehr auszuhalten war. Nun musste ich die ärztlichen Anordnungen genau befolgen und nach vierzehn Tagen zur Kontrolle in die psychiatrische Ambulanz kommen. Weil mein Allgemeinzustand „sehr reduziert" war, tauchte wieder die Frage auf: „Wie komme ich nach Schwarzach?"

Eine Mitschwester brachte mich schließlich sehr geduldig mit dem Auto alle zwei Wochen ins Krankenhaus Schwarzach in die psychiatrische Ambulanz zur Kontrolle – siebzig Kilometer von Salzburg entfernt. Nach vier Monaten hatten meine Mitschwestern aber eine schreckliche Idee. Sie meinten, ich könnte jetzt doch versuchen, mit dem Zug zu fahren. Es war für mich noch immer unvorstellbar, alleine mit dem Zug nach Schwarzach zu fahren, und so begleitete mich eine Mitschwester.

Sie erklärte mir den Fahrkartenautomaten, den Zugplan und wie sich die Tür öffnen und schließen lässt – das war für mich leicht erlernbar. Aber ich hatte Angst. Nach zwei Monaten sagte meine Mitschwester, dass ich alles wissen und alles verstehen würde, ich könnte doch jetzt alleine mit dem Zug fahren. Ich schaffte es aber nicht, weil ich zu viel Angst hatte. So sollte mich meine Mitschwester noch viermal begleiten.

Dann kam die Stunde der Wahrheit: Ich musste alleine mit dem Zug nach Schwarzach fahren. Angst, Unsicherheit, Herzklopfen, Ungewissheit … aber ich habe es geschafft! Mit jeder weiteren Zugfahrt nach Schwarzach wurde es für mich leichter, die Angst wurde weniger und ich fühlte mich sicherer. Acht

Jahre vergingen, langsam merkte ich, dass sich mein Gesundheitszustand ganz leicht besserte.

Im Jahr 2016, als ich nur mehr alle sechs Wochen zur Kontrolle in die psychiatrische Ambulanz kam, sagte meine Oberärztin zu mir: „Sie gehen jetzt ins Peer Center arbeiten."

Sofort kam von mir die Frage: „Was ist das Peer Center?"

„Das werden Sie schon sehen."

Meine nächste Frage: „Wo finde ich das Peer Center?"

Die Antwort der Oberärztin: „Das werden Sie auch sehen."

Damit meine Verwirrung nicht noch größer wurde, gab mir die Oberärztin eine Telefonnummer. Bei diesem Herrn sollte ich mich melden.

Und so kam ich an einem Mittwoch zu meiner ersten „Gesprächsgruppe mit Frühstück". Nach dieser Gesprächsgruppe war mir klar, dass ich durch meine lange Zeit der Erkrankung und durch die Erfahrungen während meiner Genesung die Fragen der Betroffenen leicht beantworten konnte. Ich wusste schnell, dass Peer-Arbeit meine zukünftige Arbeit sein würde. Hier könnte ich Menschen mit einer psychischen Erkrankung beraten, begleiten und unterstützen. Ich war mir völlig sicher: „Das ist meine Arbeit."

Die Freude an der Peer-Arbeit ist unaufhaltsam gewachsen. Eines Tages bekamen wir vom Land Salzburg, von der Abteilung 3 „Soziales (Inklusion und Behinderung)", die erfreuliche Nachricht, dass zwei Mitarbeiter:innen an der EX-IN-Ausbildung (Genesungsbegleiter:in) teilnehmen dürfen. Die Mitarbeiter:innen, die schon länger im Peer Center tätig waren, wollten diese Gelegenheit nicht wahrnehmen. So hatte ich, als jüngste Mitarbeiterin, eine große Chance. Die Ausbildung war in München und dauerte 14 Monate, immer freitags, samstags und sonntags einmal im Monat, insgesamt 260 Stunden Ausbildung. Dazu kam noch ein dreiwöchiges Praktikum in einer psychiatrischen Einrichtung, in der Genesungsbegleiter:innen tätig waren.

Gleich nach der Anmeldung für die Ausbildung zur Genesungsbegleiterin überlegte ich: „Wo werde ich mein Praktikum absolvieren?“ Nach einem Gespräch mit dem Leiter der psychiatrischen Abteilung im Krankenhaus Schwarzach wurde mir bewusst, dass ich mein Praktikum im Universitätsklinikum Hamburg-Eppendorf absolvieren wollte. Beim Aufnahmegespräch sagte ich zu den beiden Psychotherapeut:innen ganz selbstsicher: „Ich bin mir ganz sicher, dass ich für die EX-IN Ausbildung genommen werde, ich habe nämlich schon eine Praktikumsstelle. Ich möchte ins Universitätsklinikum Hamburg-Eppendorf.“

Die beiden Ausbildungsverantwortlichen waren höchst erstaunt über meine Selbstsicherheit. Die Psychotherapeutin meinte aber sofort: „Sie gehen nicht nach Hamburg-Eppendorf, Sie gehen in das Klinikum Reinkenheide in Bremerhaven. Ich schreibe Ihnen gleich die Telefonnummer der Pflegedienstleitung auf und Sie melden sich morgen bei ihr, mit den liebsten Grüßen von Christl.“

So fand mein Praktikum in Bremerhaven und nicht in Hamburg statt. Die nette, offene und freundliche Art der Pflegedienstleitung nahm mir gleich jede Unsicherheit, diese Frau beeindruckte mich sehr. Das Praktikum würde drei Wochen dauern. Wo würde ich übernachten?

In Bremerhaven gibt es kaum vermietete Privatzimmer und auch nur wenige erschwingliche Ferienwohnungen, dafür wunderbare, teure Fünf-Sterne-Hotels direkt am Deich mit Blick in die Weite der Nordsee. Ein teures Zimmer mitten in der Stadt hätte mir auch nicht geholfen, weil das Krankenhaus Reinkenheide am Stadtrand liegt. In der Früh mit öffentlichen Verkehrsmitteln durch Bremerhaven zu fahren, das war mir zu mühsam.

Die Pflegedienstleitung, die mich bei allen Fragen unterstützte, wusste von einer Ferienwohnung, die zehn Minuten vom Krankenhaus entfernt lag. Das war das wunderbare Haus von Renate und Dieter. Aber, eine Ferienwohnung für mich allein für drei Wochen, dafür würde ich einiges an „Kleingeld“ benötigen.

Am Telefon besprachen wir die finanzielle Situation. Renate sagte: „Ich kann dir die Ferienwohnung zum halben Preis geben. Wir unterstützen auch sonst soziale Projekte.“ Ich war sprachlos und hatte zugleich ein schlechtes Gewissen.

Drei Tage vor meinem Praktikum rief Renate an und fragte: „Michaela, kannst du im Krankenhaus frühstücken?“ Ich sagte, dass ich zuhause frühstücken werde. Daraufhin Renate: „Dann fülle ich dir noch den Kühlschrank mit Lebensmitteln.“ Diese Begegnungen haben mich so beindruckt, dass ich schon vor der Anreise sehr berührt war.

Was will ich mit dieser Erfahrung sagen? Dass ich überall, wo ich hinkam, das Gute im Menschen erlebte. Dass das Leben viele Überraschungen in sich birgt. Im Lungau sagt man: „Es gibt nichts, was es nicht gibt, alles ist möglich.“

Eine kleine Anekdote kann ich aus meiner Praktikumszeit auch erzählen: Als bodenständige Lungauerin spreche ich natürlich auch in Bremerhaven Lungauer Dialekt. Jeden Tag sagte ich beim Verabschieden zum Stationsteam „Pfiati“. Nach den drei Wochen sagten alle zu mir: „Du, pfiati!“ Es klang zwar ein bisschen anders, aber das störte mich überhaupt nicht.

Bremerhaven, die Hafenstadt an der Weser, die bis hinauf an die Nordsee geht, hat mich sehr beeindruckt. Ich saß stundenlang am Deich und schaute in die unendliche Weite der Nordsee, beobachtete Ebbe und Flut und kam aus dem Staunen nicht heraus. Das Wattenmeer, der eisige Nordwind, die Möwen, die Fischbrötchen, der Containerhafen und das wunderbare italienische Eis – alles war so anders als zu Hause. Ganz zu schweigen von der Gastfreundschaft von Renate und Dieter. Dieter war Schornsteinfeger-Meister, und seine Zuständigkeit reichte bis hinaus zu den Leuchttürmen der Nordsee. Er erzählte gern von seinen Erlebnissen. Wenn es seine Zeit erlaubte, war er als Schiffskoch für drei Monate mit dem Segelschiff „ALEXANDER von HUMBOLDT" unterwegs. Ich liebte seine gruseligen Seemanns-Geschichten.

Es ist gekommen, wie es kommen musste. Bremerhaven wurde meine zweite Heimat. Seit 2017 bin ich jedes Jahr mindestens zwei Wochen in Bremerhaven auf Urlaub.

Ich erlebte dort eine sehr angenehme Praktikumszeit. Das Krankenhaus hatte eine psychiatrische Abteilung mit 100 Betten, in dieser Abteilung arbeiteten elf Genesungsbegleiter, das heißt, elf Betroffene halfen mit ihren Erfahrungen Betroffenen. Im Bundesland Salzburg gibt es heute nur zwei ausgebildete Genesungsbegleiter.

Wenn ich an das Jahr 2006 zurückdenke, als es für mich völlig undenkbar schien, von Schwarzach mit dem Zug nach Salzburg zu fahren, so war es elf Jahre später überhaupt kein Problem, von Salzburg mit dem Zug in das tausend Kilometer entfernte Bremerhaven zu fahren.

Ich möchte mit dieser Geschichte allen Mut machen, die an ihrer psychischen Erkrankung leiden und nicht wissen, wie es weitergeht. Sie sollen die Hoffnung nicht verlieren und daran glauben, dass Unmögliches möglich werden kann.

Sechs Monate lang war ich einmal pro Woche bei meiner Psychotherapeutin. Sie kostete viel Geld und zusätzlich viel Zeit, und ich fragte mich immer: „Wann beginnt die Psychotherapeutin endlich, meine missliche Lage zu ändern?" Aber die Psychotherapeutin tat nichts.

Ich begann zu überlegen, was *ich* tun müsste, damit sich mein depressiver Zustand ändert, und bei den folgenden Sitzungen verstand ich immer mehr: Wenn sich in meinem Leben etwas ändern soll, dann muss ich *mich* und mein TUN ändern. Niemand kann mir diese schwere Arbeit abnehmen. Das war eine sehr wichtige Erkenntnis.

Durch meine Erlebnisse, die familiären Gegebenheiten und meine genetische Veranlagung hatte mein Leben eine Form angenommen, die zum Teil krankmachend war. Diese krankmachenden Veranlagungen wollte ich mit Hilfe meiner Psychotherapeutin erkennen. Als ich sie erkannt hatte, versuchte ich sie zu ändern. Diese mühsame Veränderung dauerte sehr lange, weil ich oft wieder ins alte Muster zurückfiel.

Glaube nicht, dass Veränderung nicht möglich ist, aber sei dir bewusst, dass sie viel Zeit braucht, Mut und einen langen Atem.

Bei den Gesprächsgruppen sage ich immer, dass es für die Gesundung fünf Dinge brauche:

- eine:n Psychiater:in, der/die die Diagnose stellt
- das richtige Medikament in der richtigen Dosis
- eine:n Psychotherapeut:in, der/die neue Wege und Möglichkeiten aufzeigt
- Zeit und Geduld
- das eigene TUN: Wenn ich etwas ändern möchte, dann muss ich es tun. Mein ZU-TUN kann mir niemand abnehmen.

Gib dir ausreichend Zeit für deine Gesundung!

Leberblümchen, Buschwindröschen und die kleinen Wald-Gelbsterne

Vor einigen Tagen fuhr ich mit meinem Fahrrad von Salzburg die Salzach entlang nach Hallein. Eine Strecke ist 12 Kilometer lang, man bedenke, dass der Rückweg genauso weit ist.

Es war ein herrlicher, warmer Frühlingstag, der Himmel kräftig blau, unendliches Vogelgezwitscher, der Untersberg, das Tennengebirge noch tief mit Schnee bedeckt. In der Salzach-Au blühten die ersten Leberblümchen in zartem Lila. Der braune Laubboden ließ einige weiße Buschwindröschen heraussprießen und die kleinen Wald-Gelbsterne, die mein Herz erfreuten.

Diese Frühlingsstimmung erinnert mich immer an den Frühling 2009. Drei Jahre waren bereits vergangen und ich merkte keine Besserung meiner schweren Depression. Damals fuhr ich mit dem Rad die gleiche Strecke nach Hallein. Mühsam, kraftlos, ohne Freude. Als ich die halbe Strecke bewältigt hatte, dachte ich, dass heute irgendetwas anders wäre. Ich blieb mit dem Fahrrad am Wegrand stehen, überlegte, spürte, schaute. Was ist heute anders? Nach einer kurzen Zeit des Hinspürens war mir klar: Heute ist alles bunt! Der graue Felsen des Untersbergs, reichlich bedeckt mit dem weiß glitzernden Schnee, der tiefblaue Himmel, der braune Buchenlaubboden mit den kleinen lila Leberblümchen, die weißen Buschwindröschen und die kleinen Wald-Gelbsterne. Daneben die Salzach, grau, etwas grünlich, rauschendes Wasser ohne Ende. An den Laubbäumen und Sträuchern sprießte ein ganz zartes Grün heraus. Ich war sehr überwältigt von der Feinheit und Farbenpracht des beginnenden Frühlings, die mir geschenkt wurden.

Und jetzt wurde mir klar, dass ich in den Jahren davor nur „schwarz-weiß“ gesehen hatte. Bunte Farben gab es nicht. Ich hatte keine Augenkrankheit, mein tiefstes Inneres war krank, ein typisches Zeichen einer schweren Depression.

Während dieser Krankheit veränderten sich meine gesamten Gefühle und meine Wahrnehmung. Während dieser Zeit konnte ich auch keine Freude, keine Trauer, keinen Spaß verspüren, ich habe nichts als „schön“ empfunden. Religiöse Texte oder Gebete, die früher mein Herz berührt hatten, erreichten mich nicht.

Meine Mitschwestern überredeten mich, mit ihnen ins Kino zu gehen, es würde ein sehr schöner Film gezeigt werden. Schweren Herzens ging ich mit. Der ganze Film lief an mir vorbei und bedeutete mir nichts. Zuhause angekommen wurde über diesen wertvollen Film geredet und diskutiert, die Begeisterung meiner Mitschwestern war groß. Ich hörte mir dieses Gespräch an und konnte überhaupt nicht verstehen, was an diesem Film schön gewesen sei. Das war mein Empfinden damals.

So stand ich im Frühling 2009 in der Salzach-Au. Diese neu entdeckte und wieder geschenkte Buntheit der kleinen Frühlingsblumen, die musste ich auskosten. So kam es, dass ich ganz oft stehenblieb und einfach schaute, und nur schaute. Diese Buntheit hat meinem Herzen gutgetan. Es war ein dankbares Staunen über das Wunder der Natur.

Wenn im Frühling die zart grünen Blätter aus den Knospen sprießen, dann denke ich sehr oft: „Gott, ich danke dir, die grünen Blätter kommen auch in diesem Jahr wieder, obwohl wir mit unserer Umwelt so schändlich umgehen.“

Aus diesen Erfahrungen entstand in meinem Herzen eine große DANKBARKEIT. Mir wurde bewusst, dass Dankbarkeit und Achtsamkeit ganz nahe beieinander sind.

Wenn ich unterwegs bin, gehe ich langsamer als die anderen Menschen, dafür sehe ich viel mehr. Oftmals bleibe ich stehen und bewundere ein ganz kleines hellblaues Blümchen in einer Mauerritze, einen Schmetterling, einen Käfer, die Ameisenstraße am Wegrand oder den Regenwurm, der sich auf die Straße verirrt hat. Den bringe ich in die Wiese zurück. Wenn ich mit dem Fahrrad unterwegs bin, begegnen mir öfter Katzen, die die Straße überqueren. Automatisch sage ich zu ihnen: „Mutzi, pass auf, auf der Straße fahren Autos."

Ich möchte damit sagen, dass diese Achtsamkeit, diese Dankbarkeit, für alles, was mich umgibt, ein Teil von Gottes Schöpfung ist, zu der auch ich gehöre. Ein gesundes Maß an Achtsamkeit und Dankbarkeit ergibt Zufriedenheit.

Die Frage, ob ich selbst mit meinem Leben und mit meiner Geschichte ausgesöhnt und zufrieden bin, ergab sich vor einigen Jahren bei einer Gesunden-Untersuchung.

Der Befund war, dass ich im Dickdarm einen breitbasigen Polypen hatte. Keine schlimme Diagnose, aber der Polyp sollte in nächster Zeit entfernt werden und mit ihm acht Zentimeter des Dickdarms. Nach allen Vorbereitungen stand der Operationstag fest, mit einer Bedingung: Im Intensivzimmer muss für mich ein Bett vorhanden sein. So war es dann auch.

Während der kurzen Wartezeit vor dem Operationssaal fragte ich mich: „Wenn ich jetzt sterben würde, wie würde ich mein Leben beurteilen?" Ich dachte meine verschiedenen Lebensphasen durch. Was war schwer gewesen, woran hatte ich große Freude? Was habe ich besonders gut gemacht, was war mangelhaft und was ausbaufähig?

Nach kurzer Zeit wusste ich: Wenn mein Leben jetzt zu Ende gehen würde, dann wäre ich für mein gelebtes Leben unendlich dankbar und damit zufrieden. Dieses Gefühl verschaffte mir eine Versöhnlichkeit mit mir selber, die ich mit

Dankbarkeit und Zufriedenheit umschreiben möchte. Mit diesem Gefühl des Ausgesöhntseins lag ich am Operationstisch, und das ist ein sehr gutes Gefühl. Alles ist gut gegangen, ohne Intensivzimmer, ohne Komplikationen.

Ich habe daraus gelernt, dass es nicht bedeutungslos ist, wie ich mein Leben lebe und gestalte. Jeder Mensch hinterlässt eine Spur, so wie die großen dicken Schnecken. „Beinhaltet meine Spur Dankbarkeit, Achtsamkeit, Zufriedenheit und Freude?“, das bleibt die zentrale Frage. Für mich kann ich das heute bejahen.

Das Peer Center

Was ist nun dieses „Peer Center" eigentlich, in das mich die Oberärztin 2016 schickte? Peer bedeutet auf Deutsch „Gleichgestellter", „Ebenbürtiger" oder „Fachkollege".

Das Peer Center in Salzburg ist eine Einrichtung für Menschen, die an einer psychischen Erkrankung leiden oder sich gerade in einer Lebenskrise befinden, und das Besondere daran ist, dass alle elf Mitarbeiter:innen eben Peers oder „Experten aus Erfahrung" sind. Alle Mitarbeiter:innen durchlitten selber eine psychische Erkrankung, machten Erfahrungen mit Psychotherapie und Psychopharmaka und erlebten den eigenen Gesundungsweg. Sie geben ihr Wissen aus ihrer eigenen Krankheitserfahrung weiter. Betroffene helfen Betroffenen. Das ist das Geheimnis des Peer Centers.

Wir im Peer Center sind also Menschen, die den Mut haben, ihren Gesundungsweg mit anderen zu teilen. Unsere Angebote, unsere Offenheit und unser Vertrauen sind die Grundlage für eine heilsame Veränderung. Wir sind ein selbstbewusstes, starkes Team mit viel Begeisterung und Herz für unsere gemeinsame Sache. Wir hören den Menschen zu, wir begleiten sie über längere Zeit und sind für sie da. Unsere Standorte sind in der Stadt Salzburg, in Zell am See im Pinzgau und in Tamsweg im Lungau.

Wir bieten Gesprächsgruppen, Kreativgruppen, Einzelgespräche, telefonische Beratungsgespräche und Infoveranstaltungen an. Das Peer Center hat im Jahr 1500 bis 1700 Besucherkontakte.

Und so begann es: Im Jahr 2012 wurde eine Frau, die an einer schweren Depression litt, auf der Psychiatrie stationär aufgenommen.

Nach einem längeren Aufenthalt, bei dem viele Therapiearten, Gespräche und Aktivitäten angeboten wurden, stand die Entlassung an. Zurück in ihrer Wohnung, alleine, kamen die Bedenken: „Wie soll ich mein Leben bewältigen? Mir fehlt die Kraft zum Einkaufen, durch meine Antriebslosigkeit bin ich nicht fähig ein Frühstück zu richten oder ein Mittagessen zu kochen."

Beim Einkaufen traf sie schließlich einen Bekannten, der eine sehr ähnliche Situation selbst erlebt hat.

Sie sagte zu ihm: „Wir bräuchten in der Stadt Salzburg ganz dringend eine Einrichtung für Menschen, die an einer psychischen Erkrankung leiden und die aus dem stationären Aufenthalt entlassen wurden. Es müsste eine Anlaufstelle sein, wo sich Menschen zum Austausch treffen und Hilfestellungen angeboten werden."

Nach mehreren gemeinsamen Überlegungen war klar, dass man sich gemeinsam auf den Weg machen will. Es gab sehr viele Fragen zu klären: Wo finden wir die richtigen Räumlichkeiten? Wenn wir ein Verein sind, brauchen wir dann Statuten? Wie kommen wir zur nötigen Finanzierung? Was wollen wir anbieten? Am schwierigsten war die Finanzierung zu lösen. Das Land Salzburg forderte Anträge, Formulare, Kalkulationsvorlagen und so weiter. Drei Jahre vergingen, bis das Land Salzburg die Zusage für die finanzielle Förderung des Vereins gab.

Der Förderbetrag war niedrig und somit waren auch die Angebotsmöglichkeiten sehr eingeschränkt. Denn, ohne Geld koa Musi!

Ab Juli 2015 wurde wöchentlich eine Gesprächsgruppe in der Stadt Salzburg angeboten, die sich noch immer um 9 Uhr morgens trifft. Zur Gruppe zu gehen, das ist der erste Schritt hin zu einer Tagesstruktur, denn ein gemeinsames Frühstück ist ein großer Anreiz. Von 9:30 bis 10:30 Uhr folgt die Gesprächsgruppe. Diese Gesprächsgruppe ist keine „leere Rederei", sondern es wird über ein bestimmtes Thema gesprochen, das vorher vereinbart wurde. Zwei Gruppenleitungen sorgen dabei für die nötige Gesprächskultur. Alle Teilnehmenden sollen ihre Erfahrungen, Bedenken und Ängste kundtun.

In dieser Gesprächsgruppe hat alles seinen Platz. Manchmal ist es ein Gespräch mit viel Humor, und manchmal fließen auch Tränen. Wenn jemand nichts sagen möchte, darf sie oder er auch schweigend einfach da sein. Respekt, Wertschätzung und Verschwiegenheit sind die wichtigsten Grundhaltungen in der Gruppe.

Es war ein sehr mühsamer Beginn. Wer spricht schon über seine psychische Erkrankung, wer spricht offen vor einer Gruppe über seine seelischen Probleme, darüber, was ihn bedrängt und beschäftigt? Je öfter sich eine Gruppe trifft, desto größer wird das gegenseitige Vertrauen.

Menschen mit einer psychischen Erkrankung haben oft das Gefühl: „Nur mir allein geht es so schlecht, niemandem auf der Welt geht es so schlecht wie mir." Das ist ein großer Denkfehler, mit dem in einer Gruppe bald aufgeräumt wird. Wenn ich die anderen Gruppenteilnehmer sehe, mit ihnen rede, merke ich bald, dass es anderen auch so ergeht wie mir. Plötzlich habe ich das Gefühl, dass es für die Anderen auch nicht leicht ist.

Im Laufe der Zeit kam zur Gesprächsgruppe noch eine Kreativgruppe dazu, denn Menschen mit einer schweren psychischen Erkrankung haben den Eindruck, sie seien unfähig, irgendetwas zu tun.

Aber gemeinsam in der Gruppe etwas Kreatives zu tun, macht Spaß und fördert die Idee! Es berührt mich sehr, wenn ich sehe, wie sich Gruppenteilnehmer einander helfen und gegenseitig unterstützen. Die Grundregel heißt dabei: Es wird nicht bewertet! Ich darf einfach tun!

Unsere Angebote im Peer Center sind niederschwellig, kostenlos und benötigen keine Voranmeldung. Das heißt, dass jeder psychisch erkrankte Mensch daran teilnehmen darf und auch eine Begleitperson mitnehmen kann, wenn sich dadurch seine Situation erleichtert. Was wir jedoch fordern, ist, dass die Besucher pünktlich sind.

Durch die verschiedensten Arten an psychischen Erkrankungen sind auch die Krankheitsbilder sehr unterschiedlich.

Eine Teilnehmerin hatte große Angst, alleine in die Gruppe zu gehen. Wir boten ihr deshalb an, sie von der Bus-Haltestelle abzuholen, sie ins Peer Center zu begleiten und sie der Gruppe vorzustellen. So war die Hürde geschafft!

Eine andere Besucherin konnte sich den Weg zum Peer Center krankheitsbedingt nicht merken. Obwohl ihre Betreuerin den Weg mehrmals mit ihr gegangen war, hatte sie kein sicheres Gefühl. Sie bekam daher die Handynummern von drei Mitarbeiter:innen. Wenn sie den Weg nicht mehr wusste, sollte sie einfach an der Stelle stehen bleiben, eine unserer Handynummern anrufen und wir würden sie dann abholen kommen. Das war die Vereinbarung.

An einem Mittwoch, als die Gesprächsgruppe schon beendet war und die Gruppenleitungen noch aufräumten, läutete das Handy. Die Dame sagte: „Ich stehe am Bahnhofsplatz und weiß nicht mehr weiter." Sie bekam von der Mitarbeiterin die Anweisung, dort stehen zu bleiben, sie komme in fünf Minuten, um sie abzuholen. Die beiden haben sich gleich gefunden. Nun war es aber 11:30 Uhr und die Gesprächsgruppe eigentlich beendet. Die Mitarbeiterin hatte eine wunderbare Idee und entschied: Wir gehen ins Kaffeehaus und machen zu zweit eine Gruppe. Sie bestellten sich einen Kaffee, und mein Auftrag lautete, dass sie sich eine gute Torte dazu aussuchen sollen. Ich würde die Rechnung übernehmen. Die beiden hatten ein einstündiges, wertvolles Gespräch bei Torte und Kaffee.

Es macht uns Mitarbeiter:innen großen Spaß, die unmöglichsten Lösungen zu finden.

In den ersten Jahren verlangten wir beim Frühstück einen Unkostenbeitrag von 2,50 Euro. Das Geld wurde in einer Dose völlig unauffällig eingesammelt. Keiner schaute nach, wer wie viel Geld in die Dose legte. Es fiel auch gar nicht auf, wenn jemand nicht bezahlte. Geld ist zwar für die Peer-Arbeit notwendig, aber zugleich auch eine Nebenerscheinung. Bei uns geht es um den Menschen!

Nach einigen Wochen merkten wir, dass Gruppenteilnehmer, die sehr gerne gekommen waren, plötzlich nicht mehr kamen. Wir gingen der Sache nach und bemerkten, dass die anderen Gruppenteilnehmer davon wussten, aber sie nicht darüber reden wollten. Nach längerer Erklärung, warum es für uns wichtig sei, darüber Bescheid zu wissen, kam die Sache auf den Tisch.

Die fehlenden Gruppenteilnehmer konnten die 2,50 Euro nicht bezahlen, weil ihre finanzielle Situation sehr knapp war. Dies war für die Teilnehmenden sehr beschämend, sie kamen lieber nicht mehr zur Gesprächsgruppe mit Frühstück, als über ihre finanzielle Lage zu sprechen.

Für uns Mitarbeiter:innen war ab diesem Zeitpunkt klar, dass kein Unkostenbeitrag zu zahlen ist.

Ein sehr wichtiges Angebot neben den Gesprächsgruppen sind die Einzelgespräche. Sie sind der Erstkontakt zum Peer Center: Wie schauen die Räumlichkeiten aus? Sind die Mitarbeiter:innen, die die Gruppen leiten, empathisch? Diese Erstkontakte sind oft mit Angst, Unwissenheit, Hilflosigkeit und mit Spannung verbunden. Sehr hilfreich ist es, wenn Interessierte von der Therapeutin bzw. vom Sozialarbeiter begleitet werden. Gute weitere Entspannungsmittel sind Kaffee, Wasser und etwas Süßes, damit kann man die ersten Blockaden brechen und Vertrauen gewinnen.

Wenn das Gespräch stockt und ich den Eindruck habe, „das geht zäh", dann erzähle ich von meiner Depression und davon, wie mühsam für mich diese Krankheitserfahrungen gewesen waren. Damit begebe ich mich auf die gleiche Ebene, und es stellt sich automatisch ein Verständnis ein oder das Gefühl, im gleichen Boot zu sitzen. Peer-Arbeit ist immer eine Begegnung auf Augenhöhe mit der Botschaft: Mir ist es auch so ergangen, wie es dir jetzt geht! Ganz oft sagen die Betroffenen beim Gespräch: „Eigentlich brauche ich dir nichts erzählen, du hast das Gleiche erlebt." Daraus wächst Vertrauen und die Grundidee der Peer-Arbeit: Betroffene helfen Betroffenen.

Zum Abschluss dieses Beitrages möchte ich gerne erzählen, was bei einem Einzelgespräch zu beachten ist. Neben dem Zuhören habe ich auch eine gewisse Vorstellung davon, was ich meinem Gegenüber vermitteln möchte, damit das Gespräch für ihn auch hilfreich ist.

In einer Salzburger Gebirgsregion sind wir Mitarbeiter vom Peer Center sehr bemüht, den Menschen das Geheimnis einer psychischen Erkrankung verständlich zu machen. Psychisch krank zu sein, wer versteht das schon? Beschämung, Hilflosigkeit, Sprachlosigkeit, Verschweigen der Krankheit, sodass es nur der Nachbar nicht erfährt, Angst vor Stigmatisierung. Gegen alle diese negativen Begriffe will ich aufstehen und den Menschen erklären, dass eine psychische Erkrankung genauso eine Erkrankung ist wie jede andere. Psychisch krank zu sein ist keine Besonderheit.

Das Einzelgespräch ist eine gute Gelegenheit, mit Menschen in einem geschützten Rahmen ins Gespräch zu kommen, ihnen die Angst zu nehmen, damit sie offen über ihre Not, ihre Fragen und ihre Hilflosigkeit sprechen können. Als ausgebildete Peer Mitarbeiterin habe ich eine Vorstellung, wie ein Einzelgespräch ablaufen soll, schließlich habe ich das lange gelernt und geübt. Ich möchte meinem Gegenüber so lange zuhören, bis sie oder er wieder sprechen kann. Respekt, Wertschätzung, Wissen und Verständnis sind dabei hilfreich. Vielleicht kann ich aus meiner eigenen Krankheitserfahrung Hilfestellungen und Möglichkeiten weitergeben, die dem psychisch erkrankten Menschen Mut und Hoffnung geben. Vielleicht ist es auch einfach ein Angebot, über die Not zu sprechen.

Mit dieser Einstellung hatte ich auf meinen Gesprächspartner gewartet. Er begrüßte mich sehr freundlich in seiner liebenswürdigen Art. Ich habe ihm Wasser und Kaffee angeboten und natürlich auch etwas Süßes.

Er begann sogleich zu erzählen, wie es ihm gehe, dass er ein leidenschaftlicher „Altbauer“ sei, der sein ganzes Herz, seine ganze Kraft und sein Wissen für den landwirtschaftlichen Betrieb eingesetzt habe. Als „Jungbauer“, erzählte er, hatte er schon landwirtschaftliche Maschinen gebaut. Er besaß den ersten Kipper in dieser Gebirgsregion, baute ihn mit seiner Geschicklichkeit und seinem technischen Wissen alleine zusammen!

Von seinem Vater erhielt er dafür nur Spott und Hohn. Sein Können und Tun hätte bei seinem Vater keinen Wert gehabt, er sagte, sein Sohn würde nur Zeit und Geld vergeuden. Außerdem würde es sowieso nichts Gescheites und nichts Brauchbares werden.

Seine Hartnäckigkeit, sein Durchhaltevermögen, sein technisches Verständnis und seine Unbeirrbarkeit bewiesen dann aber das Gegenteil.

Er erzählte mir auch, wie beschwerlich früher die Arbeit auf dem Feld und im Wald gewesen wäre. Die Wiesen und Äcker waren steil und jeder Wiesenrand wurde mit der Sense gemäht. Ich kannte alle diese Erzählungen, weil mein Elternhaus ja auf 1 300 Meter Seehöhe steht. Meine Eltern bewirtschafteten einen Bergbauernhof, und wir Kinder mussten bei allen Arbeiten mithelfen.

Trotz meiner landwirtschaftlichen Erfahrungen war ich mit dem Verlauf des Einzelgespräches überhaupt nicht zufrieden. Während des Gespräches überlegte ich ständig: „Wie schaffe ich es, dass ich diesem Einzelgespräch noch einen hilfreichen Moment abgewinnen kann?“ Es gelang mir nicht!

Das ganze Gespräch drehte sich um bäuerliche Arbeit, um die Schwere der guten alten Zeit, um die Wertlosigkeit, die ihm sein Vater vermittelt hatte. Das ständige Gefühl, dass er „nicht genüge“. Mein einziger Gedanke war nur, dass dieses Gespräch „danebengegangen“ sei. Ich konnte die Situation nicht mehr ändern.

Die fünfzig Minuten waren vorbei, der Altbauer stand auf, verneigte sich tief vor mir, legte seine rechte Hand auf sein Herz und sagte in seiner langsamen Redensart: „Michaela, ich danke dir, du hast mir zugehört, du hast mich verstanden, das hat meinem Herzen so gutgetan, ich danke dir!“

Tief betroffen und berührt stand ich vor dem Altbauern und verabschiedete mich. Wie war das nun wirklich mit meiner Vorstellung, wie ein Einzelgespräch abzulaufen habe? Ist es wichtig und richtig, dass ich als Peer Mitarbeiterin meine Vorstellungen, mein Wissen vom guten Einzelgespräch „durchziehe“? Dass ich all das Erlernte an mein Gegenüber weitergebe?

Die dankbaren Worte des Altbauern haben mich etwas völlig anderes gelehrt: Michaela, ich danke dir, du hast mir zugehört, du hast mich verstanden, das hat meinem Herzen so gutgetan, ich danke dir.

Durch dieses anscheinend „misslungene“ Einzelgespräch habe ich sehr viel gelernt für meine weiteren Gespräche.

Höre zu, versuche, zu verstehen – und spüre in das Herz des Anderen!

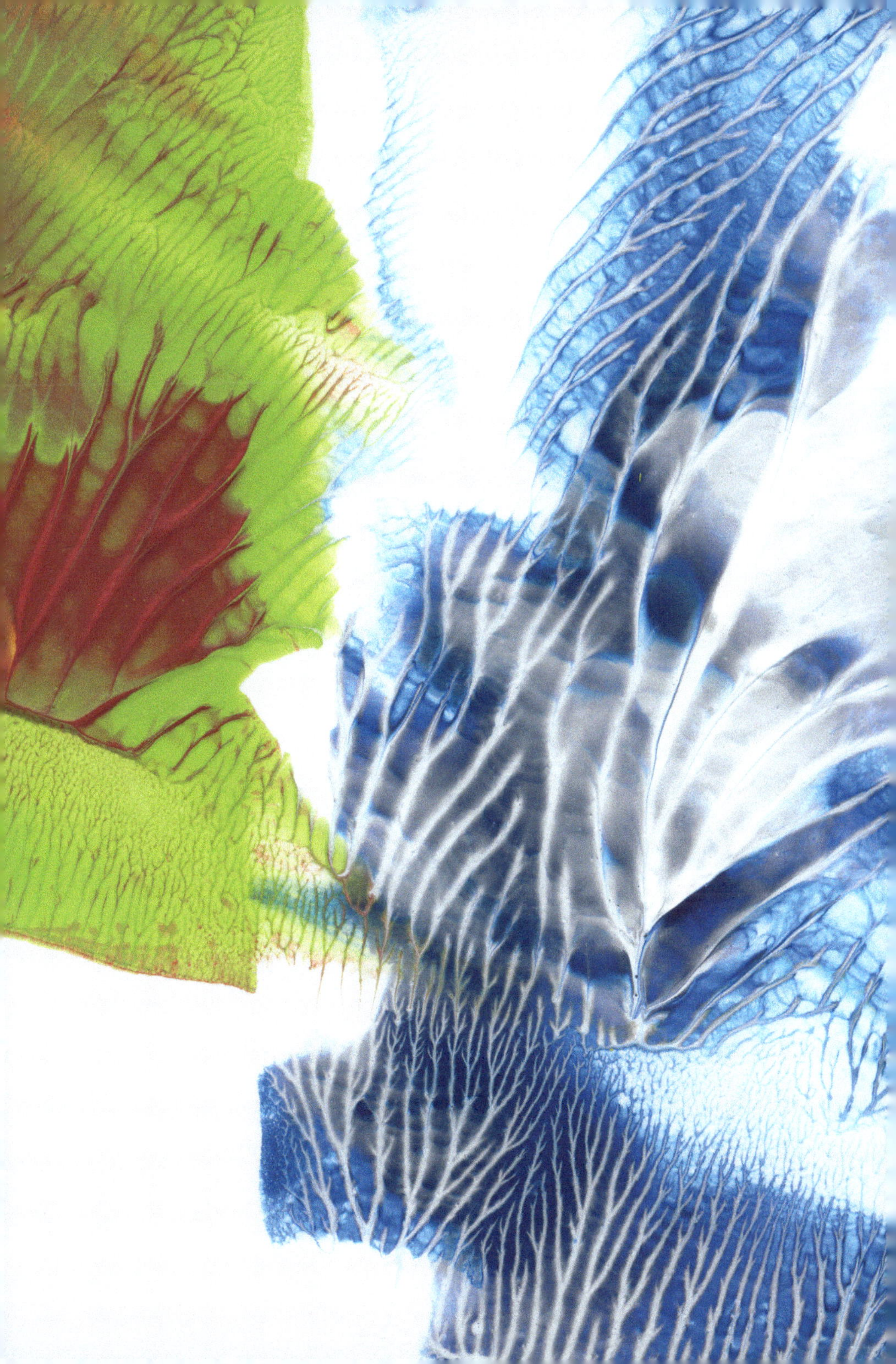

Das Einzelgespräch

Ein wichtiger Teil unserer Arbeit im Peer Center sind die Einzelgespräche. Wie der Name schon sagt, handelt es sich dabei um ein Gespräch mit „einer Person“. Die Gesprächsinhalte sind meistens vertrauliche Themen, die nicht für die ganze Welt gedacht sind. Es sind Themen, die eine Krankheit betreffen, Lebenskrisen, Krisen in der Partnerschaft usw.

Alle Mitarbeiter:innen im Peer Center haben Schweigepflicht! Das heißt, dass alles, was in den Gruppen, bei Einzelgesprächen oder Infogesprächen gehört und wahrgenommen wird, nicht weitererzählt werden darf. Was uns erzählt wird, darüber schweigen wir. Und wenn ich Begegnungen und Gespräche schildere, dann verschweige ich immer den Namen und die Herkunft.

Eine Dame hatte mich um einen Gesprächstermin gebeten, der dann an einem Dienstag um 14 Uhr stattfinden sollte. Kurz vorher hatten wir unsere Teamsupervision, außerdem waren noch einige Fragen zu beantworten und die Zeit verging viel zu schnell. Es wurde 14 Uhr, an der Tür klingelte es, ich öffnete. Die Dame, mit der ich das Einzelgespräch vereinbart hatte, stand draußen und sagte, dass sie einen Termin für ein Einzelgespräch habe. Und ihren Ehemann hat sie auch mitgenommen, dachte ich. Ich begrüßte beide, servierte ihnen Kaffee und eine kleine Süßigkeit. Der Mann saß rechts von mir, ich in der Mitte, und die Frau saß links.

Der Mann begann gleich zu reden. Er erklärte mir hilflos seine mühsame und belastende Situation, an der er schon längere Zeit leiden würde. Die Frau hörte aufmerksam zu und sprach sehr wenig. Nach etwa dreißig Minuten nahm die Dame ihre Handtasche und kramte darin herum. Es waren unzählige Zettel, die sie sortierte. Ich dachte mir, das sei ganz schön unhöflich, mitten im Gespräch dieses Geräusch. Nach kurzer Zeit war die Sucherei wieder beendet, und die Dame konzentrierte sich wieder auf unser Gespräch.

Auffällig war für mich, dass sie sehr wenige Fragen stellte. Ich hätte sie auch fragen können, wie sie die Situation ihres Mannes empfinde. Ich habe es nicht getan. Gleichzeitig dachte ich, dass ihr als Ehefrau und Partnerin die Not ihres Mannes bekannt sein müsste.

Nach vierzig Minuten stand der Mann auf und sagte: „Ich bedanke mich herzlich für dieses hilfreiche, nette und ausführliche Gespräch, aber ich muss jetzt gehen, weil ich noch einen anderen Termin habe.“ Die Frau blieb aber sitzen, was mich sehr verwunderte und erstaunte.

Ich sagte zur ihr: „Gehört ihr nicht zusammen?“

Sie antwortete: „Nein.“

Ich fragte die Dame: „Kennen Sie diesen Mann?“

„Nein.“

Jetzt war für mich *nichts* mehr klar.

Ein Einzelgespräch mit zwei verschiedenen Personen, die sich nicht kennen und auch noch nie gesehen haben! Ich verstand die Welt nicht mehr. Die Frau kam pünktlich zum vereinbarten Termin, sagte kein Wort, der Mann kam hinterher und war auch zufrieden. So bat ich die Frau, dass sie mir diese unverständliche Situation erkläre, denn so etwas hätte ich während meiner gesamten achtjährigen Arbeitszeit im Peer Center nie erlebt.

Die Frau erklärte: „Ich stand vor der Haustür und suchte die Klingel des Peer Centers. Ich drückte die Glocke, der Mann schaute mir zu und sagte: ‚Da muss ich eh auch hin.‘“ So sind sie dann gemeinsam über die Stiege bis zu unserer Bürotür gegangen.

Meine Frage an die Dame: „Sie hatten doch ein Einzelgespräch mit mir vereinbart?"

„Ja schon", sagte die Frau, „aber ich dachte mir, bei den Gruppengesprächen werden dann auch mehrere Leute sein", und somit war es für die Frau annehmbar.

Nun verstand ich annähernd, wie diese Situation zustande gekommen war.

Bevor der Mann den Raum verlassen hatte, bat ich ihn, mir zu erklären, wie er zum Peer Center gekommen wäre. Er sagte: „Ich war bei meinem Psychiater, der hier in der Nähe seine Praxis hat. Weil ich schon öfters vom Peer Center Gutes gehört habe, dachte ich, das schaue ich mir jetzt gleich an."

An der Haustür sah er die Frau, die auch ins Peer Center wollte. Die Frau läutete, die Türe ging auf und beide gingen hinein.

Sehr langsam erholte ich mich von meinem Schrecken. Ich sagte zur Frau, dass mir diese „Geschichte" sehr, sehr peinlich sei und ich mich dafür höflichst entschuldigen möchte. Die Frau antwortete: „Überhaupt kein Problem, ich habe alles erfahren, was ich wissen wollte."

Meinen Vorschlag, einen neuen Termin anzubieten, lehnte sie ab. So standen wir im Vorraum, beide lachend, ich aus Verzweiflung, Verwunderung und Scham über das Geschehene und die Dame völlig zufrieden mit ihren neuen Erkenntnissen. Sie gab mir 20 Euro für das Peer Center und ging lachend zum Ausgang.

Im Büro arbeitete unsere Geschäftsführung. Lachend ging ich zu ihr und sagte: „Hast du mitbekommen, was mir jetzt passiert ist?"

Sie sagte: „Ja, du hast zwei verheiratet."

Ganz so war es nicht, aber Einzelgespräch war es auch keines.

Die Frau reagierte verständnisvoll, und ich frage mich: Wie oft sehe ich ein Ereignis viel tragischer, als es in Wirklichkeit ist? Habe ich so viel Humor, dass ich über meine eigenen Schwächen und Unvollkommenheiten lachen kann, wenn dabei niemand zu Schaden gekommen ist?

Warum ich Ihnen diese wahre Geschichte erzähle?

Ich habe daraus gelernt:

- dass ein achtsamer Umgang bei Einzelgesprächen ein wichtiger Teil unserer Arbeit ist
- dass mir durch eine unerwartete Erfahrung der Boden unter den Füßen davonrutschte
- dass ich massiv erschrocken darüber war, was mir passierte
- dass ich offen zu meinem Schrecken stand, ihn angesprochen und mich entschuldigt habe

Dazu schweige ich nicht!

Im Juli 2020 waren ich und eine regelmäßige Besucherin des Peer Center Salzburg zwischen 9 und 10 Uhr in der PVA Salzburg vorgeladen.

Der Zweck unseres Besuches war ein Gutachten für die Invaliditätspension. Ich hatte mich auf Bitten unserer Gruppenteilnehmerin bereit erklärt, sie zum Termin für das Gutachten zu begleiten, da sie sich aufgrund ihrer Angststörungen vor Behörden und Ämtern sehr fürchtete, alleine dort vorsprechen zu müssen.

Der erste Termin beim Internisten verlief respektvoll und sehr kooperativ zwischen der Betroffenen und dem untersuchenden Arzt.

Anschließend, etwa gegen 9:30 Uhr, mussten wir zum Facharzt für Psychiatrie. Durch seine von Anfang an sehr schroffe Redensart wurde die Gesprächssituation zunehmend unangenehm beeinflusst. So wurde etwa nach jeder Frage die Antwort sofort ins Diktiergerät übertragen. Es war während des gesamten Gesprächs auffällig, dass die Klientin nicht ausreden durfte. Der Arzt vermittelte so auch den Eindruck, nicht wirklich zuzuhören.

Die Klientin wurde vom abweisenden Verhalten des Facharztes zunehmend verunsichert, fühlte sich überfordert, begann zu weinen und zu zittern. Sobald sie einen der mitgebrachten Befunde vorlegen wollte, wurde dieses Ansinnen barsch abgewiesen, was die Verunsicherung massiv verstärkte.

An einem Punkt des Gesprächs wurde ich ohne Zusammenhang gefragt, warum ich überhaupt anwesend sei, und wer ich überhaupt sei. Ein Sessel wurde mir während der gesamten Gesprächszeit nie angeboten. Nachdem ich meine Anwesenheit geklärt hatte, brach der Arzt das Gespräch ab und erklärte wortwörtlich: „Packen Sie [gemeint war die Klientin] Ihre Sachen zusammen und verlassen Sie die PVA."

Wir waren völlig sprachlos über diese doch sehr irritierende und abfällige Vorgangsweise, die ein Facharzt für Psychiatrie gegenüber einer psychisch erkrankten Frau in Ausübung seiner Profession zum Ausdruck brachte. Nach dieser Aussage war klar, dass eine Fortführung des Gespräches völlig sinnlos war, und wir verließen den Raum.

Draußen am Gang sagte die Klientin: „Hiatz hat er uns außi gschmissn."

Ich antwortete: „Ja, richtig aussi gschmissn."

Beim Infoschalter im Eingangsbereich der Landesstelle der PVA und bei der Auskunftsstelle im Ambulanzbereich wurden wir auf unsere Anfrage, wo wir uns über dieses diskriminierende Verhalten beschweren können, mit der Auskunft „Dafür sind wir nicht zuständig!" schroff abgefertigt. Weinend fuhr die Klientin mit ihrer Schwester nach Hause.

Aus meiner Sicht ist dieser Umgang mit einer psychisch erkrankten Person seitens des zuständigen Facharztes der PVA nicht angebracht. Die Klientin benötigte meine Begleitung, weil sie aufgrund ihrer psychischen Erkrankung, bei der Angst- und Panikattacken zum Krankheitsbild gehören, alleine nicht in der Lage war, ihre Situation angemessen darzustellen.

Ich stand an der Bushaltestelle, wartete auf den nächsten Bus und verstand überhaupt nicht, wie uns geschehen war. Dieses Begutachtungsgespräch hatte auch mich verwirrt. Wenn mir jemand erzählen würde, welcher Umgangston bei der

Begutachtung herrschte, ich denke, das würde ich nicht glauben. Während der gesamten Busfahrt sagte ich mir: „Dazu schweige ich nicht!“

Im Peer Center angekommen telefonierte ich gleich mit der Geschäftsführerin von AHA, das ist der Verein „Angehörige helfen Angehörigen“, dessen Büro auch bei uns im Haus untergebracht ist. Sie war auch ganz verwundert, dass es so eine Gesprächsform heute noch gibt.

Während des Gespräches dachte ich immer: „Dazu schweige ich nicht!“ Gemeinsam überlegten wir, wie wir weiter vorgehen könnten. Die Geschäftsführerin von AHA ermutigte mich sehr, mit diesem Vorfall an die Öffentlichkeit zu gehen. Ich holte mir noch Ratschläge bei der Patientenanwaltschaft, die mich an die Volksanwaltschaft in Wien verwies.

In meiner Wut und Betroffenheit hatte ich mich entschlossen, einen Leserbrief an die Salzburger Nachrichten zu schreiben. Als ich mich bei der Redaktion zur Vorgehensweise erkundigte, sagte die Redakteurin: „Nein, keinen Leserbrief. Wir schreiben einen ausführlichen Bericht.“

Die Redakteurin wollte noch wissen, ob andere Sozialeinrichtungen ähnliche Beschwerden kennen würden? Wir erkundigten uns noch bei einer Psychotherapeutin, alle hatten dieselben Erfahrungen. Von Betroffenen hörte ich sehr oft die Aussage: „Lieber schlafe ich unter einer Brücke und verzichte auf meine finanzielle Unterstützung von der PVA, die mir rechtens aber zustehen würde.“

So verfassten wir einen Bericht über das erlebte Begutachtungsgespräch. Eine ausführlichere Darstellung schickten wir an den Landeshauptmann-Stellvertreter von Salzburg, an die Direktion der PVA in Salzburg und an den Generaldirektor der PVA in Wien. Nach einiger Zeit kam ein Schreiben vom Generaldirektor in Wien. Er schrieb, dass er den Vorfall sehr bedauere und es ihm völlig unverständlich sei, warum seine kompetenten Mitarbeiter so handeln. Sollte es so gewesen sein, möchte er sich dafür entschuldigen.

Warum ich Ihnen diese wahre Geschichte erzähle?

- Damit Sie immer gut vorbereitet, am besten mit schriftlichen Notizen, und mit einer Begleitung zu Ämtern und Behörden gehen.
- Sie haben das Recht von einer Vertrauensperson begleitet zu werden.
- Wenn Ärzte verlangen, dass die Begleitperson den Untersuchungsraum verlassen solle, kann die Patientin sagen: „Dann gehe ich auch!“
- Wenn der Antrag abgelehnt wird, erheben Sie sofort Einspruch! Ohne Angst, ohne Befürchtungen, ohne Zweifel! Es entstehen keine Kosten und Sie können dabei nichts verlieren. Sehr oft wird der erste Antrag nämlich abgelehnt, das gehört „zum guten Ton“, obwohl es völlig unverständlich ist.

Ich möchte Ihnen Mut machen, sich zu verteidigen!

Der Tag der offenen Tür

Nachdem unser Peer Center die Anfangshürden überwunden hatte, kamen wir Mitarbeiter:innen auf die Idee, einen Tag der offenen Tür zu veranstalten. Das Ziel dieser Veranstaltung war, dass unser relativ junger Verein in den sozialen Netzwerken noch bekannter wird. Zugleich sollten Menschen mit einer psychischen Erkrankung erfahren, wo sie Hilfe finden und bekommen.

Nun begannen die Vorbereitungsarbeiten: Flyer drucken, Catering-Firma suchen, die Vorbereitung von Sitzmöglichkeiten in unseren Räumen. Weiters überlegten wir, wer eingeladen werden sollte und wen unserer Freund:innen wir bitten konnten, uns bei der Arbeit zu unterstützen. Bei der Auswahl unserer Helfer:innen waren wir sehr wählerisch. Es mussten nämlich Menschen sein, die auch Erfahrung mit einer psychischen Erkrankung haben. Ich habe mich sehr gefreut, dass alle, die wir angesprochen hatten, auch gleich zusagten und meinten, diese Einladung zur Mithilfe als Ehre und Wertschätzung zu sehen.

Als Datum wurde Freitag, der 11. Oktober 2019, festgelegt. Unser gesamtes Denken, Arbeiten und Organisieren waren auf diesen Tag der offenen Tür ausgerichtet; wir staunten, wie aufwendig die Vorbereitungen waren und erlebten Aufregung, Spannung, Zeitdruck, unerwartete Probleme, aber auch viel Freude. Alle diese Gefühle waren unsere ständigen Begleiter.

Am leichtesten fiel uns die Entscheidung, welche Catering-Firma wir beauftragen wollten. Nachdem das Peer Center eine Einrichtung für psychisch kranke Menschen ist, war völlig klar, dass für uns nur das „Kulinarium“ in Frage kam. Das

„Kulinarium“ beschäftigt Menschen, die mit einer kognitiven bzw. körperlichen Einschränkung zurechtkommen müssen. Sie werden von dafür ausgebildeten Begleiter:innen bei ihrer Arbeit angeleitet. Es war für uns eine ehrliche Freude und Wertschätzung, uns gegenseitig zu unterstützen.

Der große Tag rückte heran. Um 9 Uhr trafen die Mitarbeiter:innen und unsere Helfer:innen ein. Um zehn Uhr kam die Catering-Firma mit dem gesamten Geschirr, den Getränken, 200 Paar Frankfurter Würstel, sechs großen Tabletts mit köstlichen Kuchen und einer großen Kaffeemaschine. Als alles seinen Platz gefunden hatte, begann bei uns die große Freude und zugleich die Aufregung. Wie viele von den eingeladenen Gästen werden kommen? Einer, fünf, oder hundert? Trotz Anmeldung weiß man die genaue Zahl nie.

Um Punkt 11 Uhr kamen die ersten Gäste. Jeder Gast wurde begrüßt, dann wurde für das leibliche Wohl gesorgt, und wie ein altes Lungauer Sprichwort sagt: „Beim Essen kemman die Leit zom.“ Übersetzt heißt es: „Beim gemeinsamen Essen geschieht Begegnung.“ Unsere beiden größeren Gruppenräume wurden voller und voller, und überall auf dem Gang standen Interessierte. Schließlich stand die Menschenmenge bis ins Stiegenhaus hinaus. Genau zu diesem Zeitpunkt kam unsere „Chefin“ von der Landesregierung und zugleich Geldgeberin. Das hat sich sehr gut getroffen. Diese Menschenmenge hatte auch ihre Bedeutung. Ein alter Weisheitsspruch sagt: „Wenn die Köpfe Platz haben, dann hat alles andere auch Platz.“

Auch an diesem Tag herrschte eine wertschätzende Stimmung im Peer Center und alle fanden einen Platz. Der Ansturm war deshalb so groß, weil sich Freitagmittag, nach Arbeitsschluss und vor dem Wochenende, viele dachten, „jetzt schau ich noch gleich beim Peer Center vorbei“.

Für uns war es sehr wichtig, mit den Besucher:innen ins Gespräch zu kommen, die Fragen zu beantworten und Hilfestellungen anzubieten. Alle Mitarbeiter:innen waren sehr gefordert. Nach rund zweieinhalb Stunden wurde der Besucherandrang weniger. Kurzes Rasten, Durchatmen, ein kleiner gegenseitiger Austausch. Es dauerte aber nicht lange, da hörten wir Schritte und sogleich betrat eine Schulklasse mit ihrer Professorin den Raum. Die Professorin sagte: „Die gesamte Klasse möchte statt des theoretischen Unterrichts die praktische Arbeit kennenlernen." In der Klasse waren 20 berufstätige, studierende Personen von der Sozialakademie der Caritasschule. Alle fanden im großen Gruppenraum einen Sitzplatz.

Für mich war es eine große Freude, studierende, berufstätige, neugierige Menschen begrüßen zu dürfen. Am Beginn stellten wir unsere Arbeitsstelle vor, das „Peer Center Salzburg", ein psychosozialer Betroffenen-Verein. Großes Erstaunen entstand schon beim Namen „Peer Center". Wir übersetzen das Wort „Peer Center" immer mit „gleichgestellt", weil alle unserer Mitarbeiter:innen selber einmal eine psychische Erkrankung erlebt haben.

Wir redeten von unserer Krankheitserfahrung und auch von unserem Gesundungsweg, dass wir mit unseren Gruppenteilnehmern auf derselben Ebene, auf Augenhöhe, stehen und dieses Wissen eine völlig andere Gesprächsbasis ermögliche. Als die Aufwärmphase vorbei war, kamen neunzig Minuten lang viele Fragen:

Wer hat das Peer Center gegründet?
Wie lange gibt es diese Einrichtung schon?
Wer darf zu uns kommen?
Welche psychischen Erkrankungen haben die Gruppenteilnehmer:innen?
Was kostet die Teilnahme an einer Gruppe?
Arbeiten wir ehrenamtlich oder erhalten wir ein Entgelt?
Wie schaut die Gesamtfinanzierung aus?

Wir leisten gute, qualitätvolle Arbeit. Das merkt man auch an der gestiegenen Zahl an Gruppenteilnehmer:innen. Dadurch wurde das Peer Center ein wichtiger Teil des psychosozialen Netzwerkes. Und, was für uns auch sehr wichtig ist: Die Zahl der ehrenamtlichen Mitarbeiter:innen erweiterte sich von fünf auf elf. Das hat sich auch auf unser Fördergeld sehr positiv ausgewirkt. So macht ehrenamtliches Arbeiten Spaß!

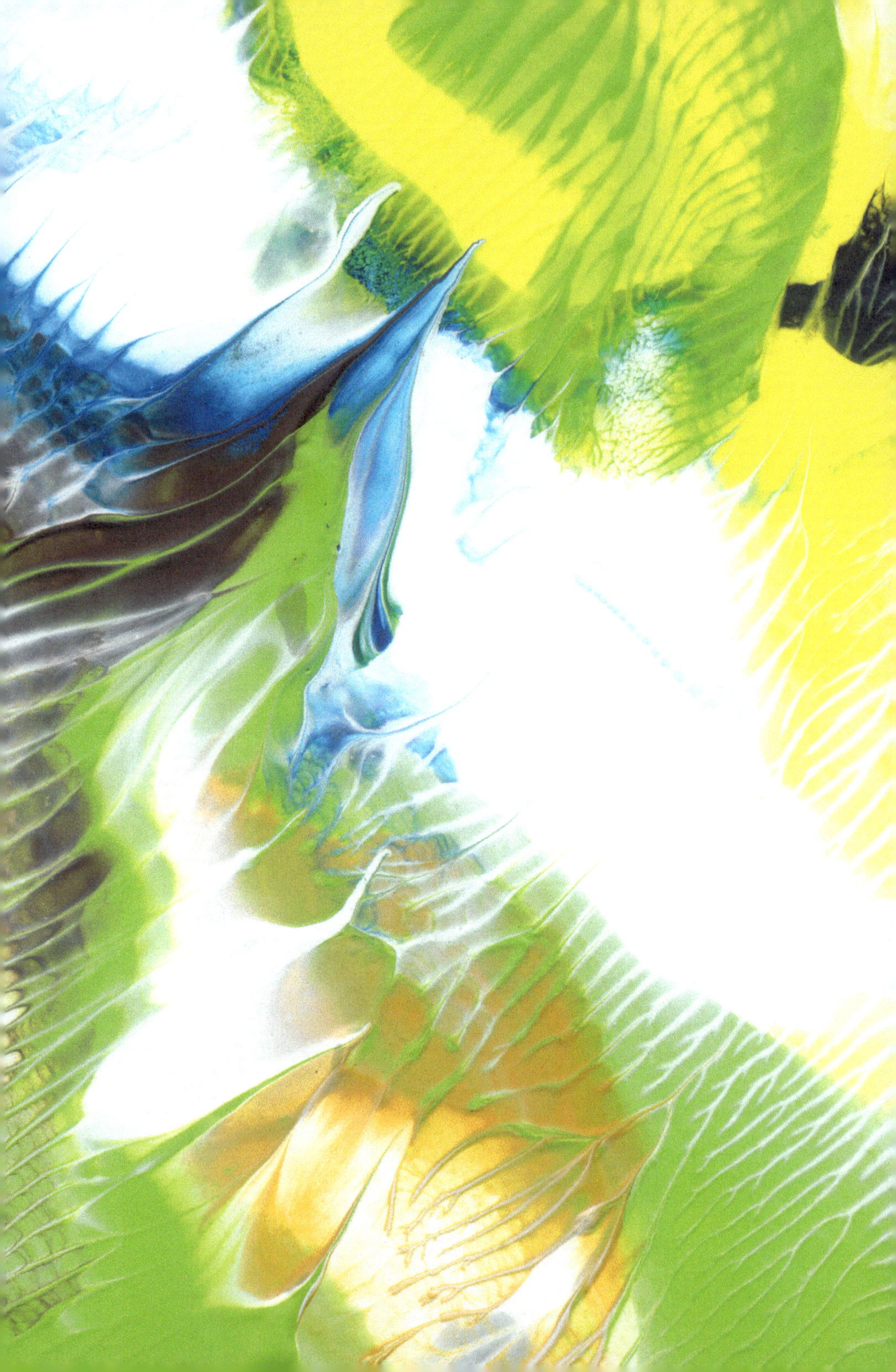

Was geschah danach?

Wir hatten viel Freude über den gelungenen Tag. Beim regen Austausch über die Gespräche und Erfahrungen stellten wir uns zugleich die Frage, wie es uns als Mitarbeiter:innen ergangen war: Bin ich angespannt oder aufgeregt gewesen und konnte ich alle Fragen beantworten, die mir gestellt wurden? Bin ich authentisch gewesen, konnte ich über meine mühsam erlebte Erkrankung und Krisenzeit offen reden?

Für uns alle war es der erste Tag der offenen Tür. Wir haben dabei viel gelernt, auch über eigene Fähigkeiten, die einem vielleicht vorher gar nicht bewusst gewesen waren. Was wäre noch „ausbaufähig"?

Unsere Arbeit im Peer Center wurde wieder zum gewohnten Alltag. Mitte November 2019 kam ein unerwarteter Anruf von der Professorin. Sie bedankte sich nochmals für die offene und herzliche Begegnung. Sie sagte, ihr Mann sei beim Rotary Club Salzburg Nord. Sie habe mit ihm über die neu gewonnenen Erfahrungen und die finanzielle Situation des Peer Centers gesprochen. So entstand die Idee, dass der Vorstand des Rotary Club Salzburg Nord das Peer Center besuchen und kennenlernen möchte. Die Fragen waren, wann sie kommen dürften und ob wir im Peer Center Biergläser hätten.

Meine Antwort war sehr klar: „Nein, im Peer Center ist Alkohol-Verbot."

Die Professorin sagte: „Gut, dann sollen die Männer vom Rotary Club auch Wasser trinken." Sie würden auch eine kleine Jause mitbringen. Irgendwie war ich ein bisschen aufgeregt, da ich mit den Vorstandsmitgliedern des Rotary Clubs noch nie ein Gespräch oder eine Begegnung gehabt habe. Was soll ich diesen vier Männern erzählen?

Um 18 Uhr kam Winfried, man könnte sagen, er war der Vorläufer und Jausenträger. Da war ich schon ein bisschen überrascht, denn er war sehr unkompliziert, nett, humorvoll. So stellte ich ihm die Frage, was ich erzählen solle? Er sagte: „Erzähl einfach, was euer Auftrag ist, ganz unkompliziert." Dann war mir klar, authentisch zu sein ist jetzt gefragt, und das fällt mir nicht schwer.

Um 18:30 Uhr trafen die restlichen drei Männer ein. Nach der Begrüßung und Vorstellrunde erzählte ich ihnen, wie es mir mit meiner schweren Depression ergangen war und wie ich in dieses, mir vorher unbekannte, Peer Center gekommen bin. Die vier Männer waren von der Erzählung sehr überrascht, davon, wie eine psychische Erkrankung das gesamte Leben veränderte und wie lange der Gesundungsweg dauern konnte.

So wie es mir ergangen ist, so geht es heute vielen Menschen, die an einer psychischen Erkrankung leiden. Das Schlimme daran ist, dass man durch die Erkrankung arbeitsunfähig wird. Eine gewisse Zeit ist die finanzielle Situation durch unseren Sozialstaat geregelt, dann kommt das Reha-Geld oder die Invaliditätspension. Es ist ein sehr mühsamer, demütigender Weg, bis das Finanzielle endgültig geregelt ist. Dazu kommt, dass die Betroffenen völlig kraftlos und hilflos sind.

Ich habe geredet und geredet, in der Zwischenzeit haben die Männer die ganze Jause gegessen. Plötzlich sagte der Präsident: „Sie haben noch gar nichts gegessen!"

„Dafür habe ich viel geredet", sagte ich. Dann habe ich ihnen erzählt, wie wir in unserer Anfangszeit, als das Geld noch sehr knapp war, für die Teilnahme an der Gesprächsgruppe mit Frühstück einen Unkostenbeitrag von 2,50 Euro verlangt hatten und feststellten, dass sich das nicht alle leisten konnten.

Bei dieser Geschichte wurden die vier Vorstandsmitglieder des Rotary Clubs Salzburg Nord kleiner und kleiner und blasser und blasser. Einer der Herren sagte: „Da müssen wir dringend etwas tun." Ich dachte mir: „Das hört sich gut an." Sie erkundigten sich über die Höhe des Fördergeldes, über die Mietkosten und die anderen anfallenden Kosten.

Plötzlich fragte mich Dietmar spontan: „Schwester Michaela, was würden Sie tun, wenn Sie plötzlich für das Peer Center viel Geld hätten?"

„Das weiß ich überhaupt nicht, weil ich im Peer Center immer zu wenig Geld hatte. Bei uns ist Geld immer knapp."

Dietmar fragte nochmals: „Was würden Sie machen, wenn Sie viel Geld zur Verfügung hätten?"

Ich sagte: „Das Erste wäre, dass ich alle Mitarbeiter:innen zu einem Essen einladen würde." Unsere Mitarbeiter:innen arbeiten alle ehrenamtlich, und diese Einladung hätten sie schon längst verdient. Und wenn ich dann noch Geld hätte, würde ich alle Gruppenteilnehmer:innen in eine schöne Gaststätte einladen. Und wenn ich dann noch Geld übrighätte, würde ich für die Kreativgruppe die schönsten und besten Farben und das beste Papier kaufen.

Aber was meint Dietmar mit „viel Geld"? Diese Frage wurde an diesem Abend nicht mehr geklärt.

Um 21 Uhr war ich mir sicher, dass uns der Rotary Club Salzburg Nord finanziell unterstützen wird. Ich hatte aber keine Ahnung, wie hoch diese Unterstützung ausfallen würde. Die vier Männer vom Vorstand bedankten sich sehr für das Gespräch und vor allem für die wichtige Arbeit, die wir für unsere Mitmenschen leisten. Auf dem Weg zur Garderobe kam noch eine bedeutsame Frage an mich: „Wie könnten wir dem Peer Center, außer mit Geld, noch helfen?"

Da kam mir meine Spontaneität wieder zu Hilfe, ich sagte: „Ja, wir bräuchten einen Mann, der uns bei hausmeisterlichen Arbeiten unterstützt. Einige Bilder sollen höher gehängt werden, der Wasserhahn tropft und der Spiegel hängt auch nicht richtig." Da meldete sich Winfried begeistert: „Ich bin Hobby-Hausmeister, das mache ich. Ich komme in zwei Tagen mit Kabelrolle, Bohrmaschine und Rohrzange." Ein anderes Vorstandsmitglied griff in seine Manteltasche und gab mir 100 Euro für die Kaffeekasse. „Nein, das kommt nicht in die Kaffeekasse, bei uns hat man schon einmal eingebrochen", sagte ich.

Dietmar wollte wissen, ob mir eine Begleitung zu Behörden und Ämtern helfen würde: „Wann hast du deinen nächsten Termin?"

Ich wusste gar nicht mehr, wie mir geschieht: „Am 16. Dezember um 10 Uhr."

Dietmar wollte mitkommen. „Winfried, hast du auch Zeit?"

„Ja, ich geh auch mit!"

So saß ich am 16. Dezember mit den beiden Männern vom Rotary Club bei der Landeshauptmann-Stellvertreterin im Magistrat Salzburg. Ohne dass wir uns vorher absprechen konnten, verlief das Gespräch wunderbar. Meine Aufgabe war es, das Peer Center und die Peer-Arbeit vorzustellen. Die beiden Männer verhielten sich sehr, sehr ruhig. Wenn ich eine kurze Gedankenpause machte, haben die Männer sofort sehr wichtige, bedenkenswerte Fragen eingeworfen. So eine Unterstützung habe ich noch nie erfahren.

Nach der Besprechung beim Magistrat gingen wir ins Peer Center auf den wohlverdienten Kaffee. Dabei sagten mir die Männer, dass in zwei Tagen noch eine Vorstandssitzung stattfinden würde und danach meldeten sie sich bei mir telefonisch. Meine Freude, meine Spannung, mein Hoffen war riesengroß.

Es kam der besagte Tag, und es kam der ersehnte Anruf. Bei der Vorstandssitzung wurde eine finanzielle Unterstützung zugesagt. Ein Betrag wurde am selben Tag überwiesen, der zweite Betrag sollte Ende Dezember und der dritte Betrag im ersten Quartal 2020 kommen. Ich war so sprachlos, dankbar und erfreut! Meine größte Not war, eine Steigerungsform des Wortes „Danke" zu finden, vielleicht war die Steigerungsform meine tiefe Bewegtheit.

Im Laufe der Zeit habe ich bei den vier Männern noch weitere Fähigkeiten entdeckt. Als Obfrau muss ich öfters heikle Briefe schreiben, zum Beispiel an die Landesregierung, Volksanwaltschaft oder einen Zeitungsbericht. Solche Briefe zu schreiben ist nicht meine Stärke. Dietmar sagte mir, dass Winfried ein guter Briefschreiber sei.

Am Abend nach seiner Arbeit kam er mit seinem Laptop in das Peer Center und in kurzer Zeit hatten wir sehr aussagekräftige Briefe geschrieben. Mein größtes Anliegen war und ist, die mir bzw. uns geschenkte Unterstützung gut zu verwalten und an die Menschen weiterzugeben, die es momentan schwer haben.

Manchmal berichtet Dietmar im Rotary Club Salzburg Nord, wie sich ihre finanzielle Unterstützung im Peer Center auswirkte: dass wir in Zell am See und in Tamsweg neue Nebenstellen des Peer Centers errichtet hätten, dass die Zahl der Gruppenteilnehmer:innen und die Zahl der Mitarbeiter:innen ständig im Steigen sei und Betroffene wissen, wohin sie mit ihren Fragen und Nöten gehen könnten!

Dem gesamten Rotary Club Salzburg Nord ein herzliches Danke für seine Unterstützung und das große Vertrauen, das sie uns geschenkt haben!

Ich bin berührt

Als die Lungauer Bevölkerung im Jahr 2021 mehrere Suizide junger Familienväter miterleben musste, wusste ich, dass wir jetzt die Initiative ergreifen müssen. Wie lange wollten wir noch zuschauen?

Ich wollte an diesem Tag erst dann schlafen gehen, wenn ich im Lungau eine Kontaktperson für eine Selbsthilfegruppe gefunden und erreicht hätte. Um ca. 21 Uhr hatte ich eine Ansprechperson am Telefon und wir vereinbarten gleich einen Gesprächstermin.

Obwohl bei jeder Fahrt in den Lungau 135 Kilometer zurückzulegen sind, war es nicht so schwierig, ein Netzwerk mit anderen sozialen Einrichtungen aufzubauen.

Wir wollten unser Angebot wie in Salzburg entwickeln: am Vormittag mit Einzelgesprächen und am Nachmittag mit einer Gesprächsgruppe von 15 bis 16:30 Uhr, für den Anfang einmal im Monat.

Als nächstes brauchten wir Räumlichkeiten, in denen die Gespräche stattfinden konnten. Das war wirklich schwierig!

Auf unserer Suche landeten wir bei der Wirtschaftskammer in Tamsweg, und der Leiter des Bildungsverbundes Tamsweg nahm uns sehr nett auf. Wir wären ja nur einmal im Monat für einen ganzen Tag da. Außerdem sind wir pflegeleicht und kooperativ.

Die angebotenen Räumlichkeiten waren eigentlich für EDV-Schulungen eingerichtet, für unsere Gespräche sollte der Raum freundlich und ansprechend sein. So war uns klar, dass diese Unterkunft nur für den Anfang und vorübergehend sein konnte.

Im Winter, als unsere Geschäftsführerin mit ihrem Mann am Fanningberg zum Skifahren war und sie in eine Jausenstation gingen, folgten ihnen drei nette Männer. Sie saßen zusammen am gleichen Tisch und redeten über „Gott und die Welt". Unsere Geschäftsführung klagte unsere große Not, weil wir in Tamsweg dringend einen Gesprächsraum suchen würde. Der Tamsweger Elektromeister am Tisch sagte gleich: „Den Raum wer ma scho finden."

Es dauerte einige Wochen, dann zeigte uns der nette Herr in Tamsweg seinen Raum. Nicht sehr groß, aber hell und freundlich. Der vorige Mieter, der nun ausgezogen war, hatte uns einen Teil des Inventars geschenkt. Die Restsumme, die wir zahlen sollten, übernahm der Elektromeister. Unsere Freude war riesengroß.

Dieser Raum wurde wieder nur eine Zwischenstation, denn die Zahl der Einzelgespräche wuchs beständig. Wir brauchten dringend einen zweiten Raum! Ich machte mich auf die Suche, ging zuerst zum Bürgermeister, den ich aus meiner Jugendzeit kannte, dann zum Dechant, der aus dem gleichen Ort wie ich stammt. Im Lungau genieße ich wirklich meinen „Heimvorteil".

Alle, die mein Gejammer hörten, waren sehr nett und hilfsbereit, aber die Räumlichkeiten entsprachen nicht unseren Vorstellungen. Eines Tages rief unser geschätzter Elektromeister an und sagte: „Ich habe einen großen Raum, den ich auf meine Kosten mit einer schalldichten Wand trennen könnte. Dann hättet ihr zwei Gesprächsräume gleich nebeneinander, bei gleichbleibendem Mietpreis."

Bei diesem Angebot brauchten wir nicht lange überlegen, und wir waren vor lauter Freude ganz durcheinander. Wie verdienen wir uns dieses Entgegenkommen, diese Großzügigkeit und diese Wertschätzung? Und, die Kosten würde er auch übernehmen!

In diesem Augenblick war ich sehr gerührt, sehr dankbar und nachdenklich. Zugleich sagte ich mir: „Auf geht's, weitermachen!"

Die Anzahl der Besucher:innen bei den Einzelgesprächen stieg in der Peer Gruppe Lungau beständig, aber bei der Gesprächsgruppe verringerte sich die Zahl. Nach einem halben Jahr saßen wir zwei Mitarbeiter:innen alleine da und warteten auf die Teilnehmer:innen der Gesprächsgruppe. Es kam aber niemand. Was haben wir falsch gemacht, wo lag der Fehler?

Nach mehreren Überlegungen in unserer Gruppe in Salzburg und mit unserer Supervisorin war uns klar, dass wir nichts falsch gemacht hatten. Das Fernbleiben der Teilnehmer:innen hatte einen ganz anderen Grund: Die Gebirgsregion Lungau hat 20 000 Einwohner. Im Lungau kennt jeder jeden, das ist oft sehr hilfreich im Alltag. Aber wer möchte in dieser Situation an einer Gesprächsgruppe teilnehmen, wo er/sie über seine/ihre psychische Erkrankung, über Lebenskrisen reden soll, damit er/sie Hilfe bekommt? Die Gruppengespräche sind im Lungau also nicht machbar.

Im Laufe der Zeit haben wir zwei- bis dreimal im Jahr Trialoge angeboten. Ein „Trialog" ist eine Gesprächsrunde bzw. eine Gesprächsgruppe mit Betroffenen, Angehörigen und Fachleuten. Es wird immer ein Thema ausgewählt, darüber hält einer von den Psychiater:innen oder Psychotherapeut:innen einen kurzen Vortrag mit anschließender Diskussion. Zu den Trialogen kamen 30 bis 60 Teilnehmer:innen, diese Gesprächsrunde wurde eine sehr positive Austauschrunde, die mittlerweile sehr geschätzt wird.

Wenn ich an diese drei Jahre des Aufbauens in Tamsweg zurückdenke, merke ich, dass die Arbeit im Lungau sehr fordernd und zäh war. Oft meinte ich, wir müssten doch schon viel weiter sein, aber ein grundlegendes Umdenken, dass eine psychische Erkrankung eine Krankheit ist und nicht irgendeine „Spinnerei“ oder Verrücktheit, brauchte sehr viel Zeit. Ein „echter“ Lungauer ist sehr kernig, bodenständig, fleißig, humorvoll und nett, aber eine „psychische Erkrankung“ hat er sicher nicht. Beim letzten Einzelgespräch kam ein Bauer und sagte zu meinem Arbeitskollegen zur Begrüßung: „Grüß dich, Martin, mein lieber Freund!“

Zum Abschluss dieser wahren Geschichte noch eine andere Geschichte:

Im Seniorenheim, in dem ich zehn Jahre gearbeitet hatte, gab es eine sehr fleißige Reinigungskraft aus dem Lungau. Als ich eines Tages auf die Station kam, stand die fleißige Lungauerin am linken Ende des 90 Meter langen Ganges. Ich stand am rechten Ende des Ganges.

Plötzlich rief sie mir zu: „Michaela, kimm a moi, i muaß dir was sagen.“ (Übersetzt: „Michaela, komm zu mir, ich möchte dir etwas sagen!“)

Ich ging zu ihr und sie sagte: „Michaela, weißt du, dass der Mensch bei artgerechter Haltung meistens gutartig ist?“

Meine Antwort: „Das stimmt!“

Theorie und ländliche Wirklichkeit

In Österreich gibt es in allen neun Bundesländern Einrichtungen für psychisch kranke Menschen, die dem Peer Center in Salzburg ähnlich sind. Wir alle sind mit der „Gesundheit Österreich" (GÖG) in Wien vernetzt. Diese GÖG ist das Forschungs- und Planungsinstitut für das Gesundheitswesen. Alleingesellschafter ist der Bund, vertreten durch den Bundesminister für Soziales, Gesundheit, Pflege und Konsumentenschutz.

Zweimal im Jahr findet ein Vernetzungstreffen statt. Es dient der Information, dem Austausch und der gegenseitigen Hilfestellung. Ich weiß nicht, ob Sie es irgendwie erahnen können, wie es mir in den Tagen in Wien ergeht. Es laufen hitzige Diskussionen, wie und wo man Peer-Arbeit studieren können sollte – natürlich mit einem universitären Abschluss. Da sitze ich dann, eine vom Land, die die Not der Menschen kennt, aber dafür wirklich kein Universitätsstudium braucht. Oft lasse ich die heißen Diskussionen einfach an mir vorüberziehen und ganz oft denke ich: „Ich sitze im falschen Film." Beim letzten Vernetzungstreffen waren ein paar junge Männer dabei, mit denen ich meine Not hatte. Sie sind reine Theoretiker und ich, mit meinem bodenständigen Lungauer Hausverstand, denke manchmal anders.

Die einzelnen Vertreter:innen der Bundesländer mussten über ihre Arbeit, über ihre Neuigkeiten und Besonderheiten in ihrem Bundesland vor den gesamten Teilnehmenden berichten. Ich vertrat das Bundesland Salzburg, ging an das Flipchart und zeichnete acht einfache Häuschen in verschiedenen Abständen. Die Vorsitzende fragte mich spöttisch, ob ich jetzt anfange Häuschen zu zeichnen.

„Ja!“

Dann kam meine Erklärung: Diese acht Häuser stehen innerhalb eines Umfelds von acht Kilometern im Bezirk Tamsweg. Im ersten Haus hat ein Mann mit 40 Jahren einen Suizid begangen. Wenn ich zehn Minuten durch den Wald abwärts gehe, komme ich zum zweiten Haus, wo ein Mann mit 65 Jahren einen Suizid beging. Die Dorfstraße zu Fuß fünf Minuten weiter beendete ein junger Familienvater mit drei kleinen Kindern nach der Arbeit sein Leben. Die Dorfstraße zu Fuß zwei Minuten weiter beging ein erwachsener Mann Suizid. Dieselbe Dorfstraße weiter hat ein junger Familienvater mit einem Kind nach einer großen Feier einen Suizid gemacht. Drei Kilometer weiter beendete ein junger Geschäftsmann sein Leben. Drei Kilometer eine Landstraße aufwärts hat ein junger Musiker sein Leben beendet. Drei Kilometer oberhalb nahm sich ein junger Bursch nach einer Polizeikontrolle das Leben. Die Hälfte der Suizide geschah zwischen 1999 und 2020, die andere Hälfte von 2021 bis 2023.

Im Sitzungsraum war es still geworden. Was die einzelnen Häuschen bedeuteten, war nun klar und trotzdem waren die Not und das Leid der einzelnen Familien und der hinterbliebenen jungen Frauen mit ihren Kindern nicht zu beschreiben. Ob die Peer-Arbeit ein universitäres Studium brauchen würde, ist dann nicht mehr die große Frage. Es geht darum: Wo finde ich Hilfe? Weiß ich, wo es einen Psychiater und eine Psychotherapeutin gibt? Gibt es in meiner Umgebung jemanden, mit dem ich über meine psychische Not sprechen kann?

Das war auch der Grund, weshalb wir im Jahr 2021 mit einer Peer-Gruppe und den Trialogen im Lungau begonnen haben. Im Lungau besteht die Peer Arbeit aber vor allem aus Einzelgesprächen.

Warum ich Ihnen diese wahren und traurigen Erlebnisse erzähle?

- Es muss allen Menschen bewusst werden, dass eine psychische Erkrankung keine verrückte Besonderheit ist, sondern eine Erkrankung, die viel Verständnis und Unterstützung braucht.
- Sprechen wir mit Wertschätzung über Menschen mit psychischen Erkrankungen?
- Nehmen Sie Hilfe in Anspruch, Sie brauchen sich dafür nicht zu schämen. Kein Mensch schämt sich, wenn er eine Blinddarmentzündung hat!
- Reden Sie über Ihre Not!

Ich wünsche Ihnen von Herzen, dass Ihnen in Krisenzeiten Menschen begegnen, die Sie verstehen, die Ihnen Mut zusprechen!

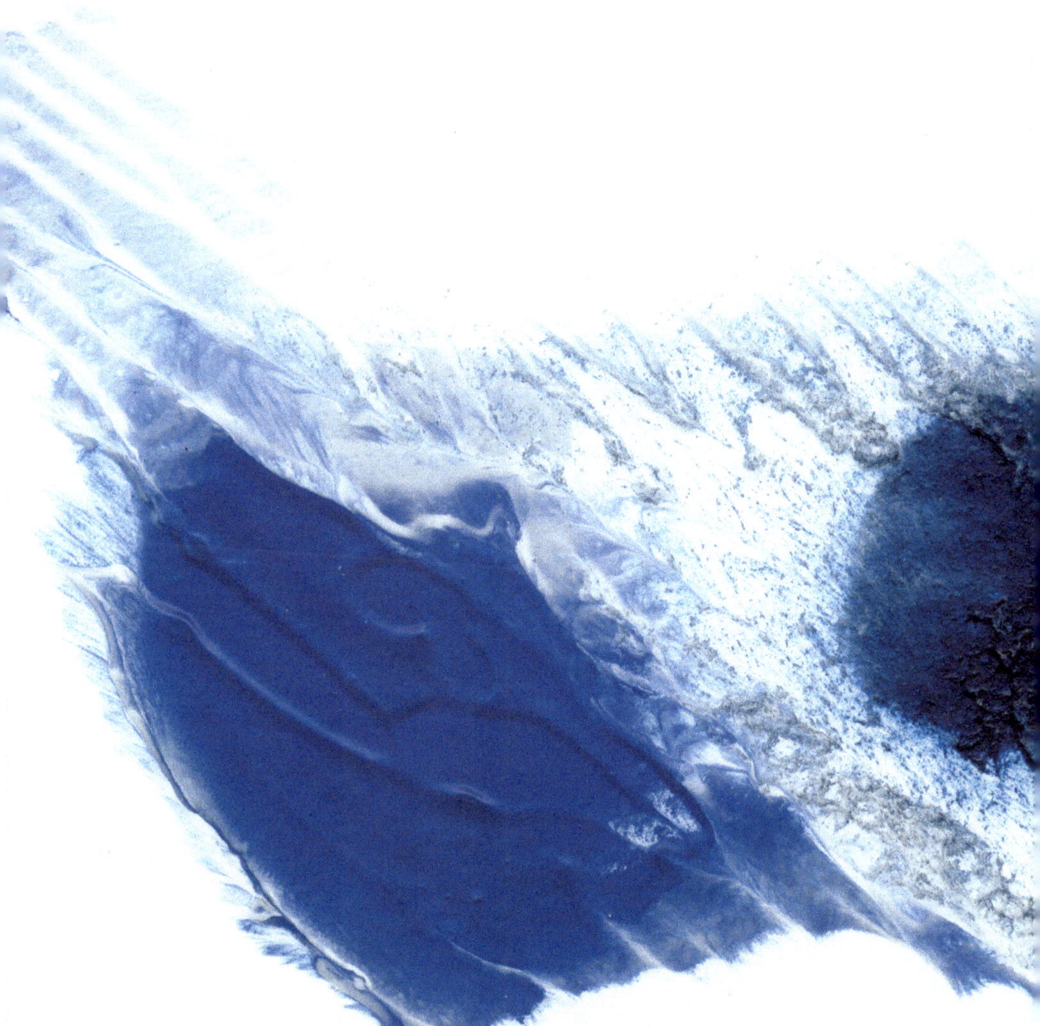

Was zu meiner Gesundung beigetragen hat

Der wichtigste Schritt zu meiner Gesundung war der Weg ins Krankenhaus, alles andere war nicht mehr möglich. In dieser akuten Situation bietet ein stationärer Aufenthalt die lebenswichtigsten Faktoren. Das sind Sicherheit, medikamentöse Behandlung, ein gewisses Maß an „Aufgehoben- und Umsorgt-Sein": Auch wenn es mir noch so schlecht ging, es waren Fachleute da, die sich um mich sorgten und kümmerten. Ich erlebte eine sehr wertschätzende, offene und wahre Beziehung.

Irgendwann aber endet jeder Krankenhausaufenthalt und dann ist das soziale Umfeld gefragt, Partner, Familie, Kinder und Freunde. Es stellt sich dann die Frage: Gibt es im sozialen Umfeld eine Person, die meine psychische Erkrankung annähernd versteht? Gibt es eine Person, die mein „Nichtkönnen", meine Hilflosigkeit mit mir aushält, ohne dabei selbst „hilf-los" zu werden? Alle sagen, sie würden alles für einen tun, wenn sie damit helfen könnten. Familienmitglieder, Freunde und Arbeitskolleg:innen, sie alle hätten gerne zu meiner Gesundung etwas beitragen wollen, aber sie wussten nicht wie.

Was Angehörige in dieser Situation machen können:

- Diese mühsame Zeit „mit-aushalten". Das ist oft das Schwierigste, weil der Gesundungsweg so lange dauern kann.
- Nicht ständig fragen: „Is heit besser?" Wenn es auch die wichtigste Frage ist. Eine schwere Depression ist nicht nach einigen Tagen besser.

- „Mit-aushalten“ heißt: „Ich besuche dich wieder!“ Wenn möglich, den genauen Tag sagen, wann Sie wiederkommen.
- Öfters kommen und nicht zu lange bleiben. Die Besuche sind für Patienten sehr anstrengend.
- Achten Sie als Angehörige oder Freundin gut darauf, dass Sie selber diese belastende Zeit gut bestehen!

Die medikamentöse Behandlung ist jedem Betroffenen zuwider. Trotzdem sind die Medikamente eine wichtige und große Unterstützung auf dem Weg zur Besserung. Damit die Wirkung des Medikamentes spürbar wird, muss die verordnete Dosis vier bis sechs Wochen lang genommen werden, dazu braucht man viel Geduld.

Außerdem war auch die Psychotherapeutin für mich eine besonders wichtige Person. Sie konnte mir vermitteln, dass sie mich annähernd versteht. Die Psychotherapie beginnt bereits im Krankenhaus und muss nach der Entlassung gleich fortgesetzt werden. Erkundigen Sie sich schon während des Aufenthaltes im Krankenhaus nach Kontakten und vereinbaren Sie mit der Therapeutin einen Termin.

Zur Finanzierbarkeit der Psychotherapie möchte ich Ihnen einige Hinweise geben, die ich auch nicht gewusst habe:

Fragen Sie den/die Therapeut:in, welchen Stundentarif er/sie für eine Therapiestunde verrechnet.

- Fragen Sie, ob er/sie einen Vertrag mit der Österreichischen Gesundheitskasse hat. Dann erstattet die ÖGK rund 30,– Euro.
- Fragen Sie, ob er/sie eine „schwer erkrankten“-Regelung (SE) hat.
- Fragen Sie, ob er/sie eine Regelung für „wirtschaftlich schwach“ (WS) hat.

Schämen Sie sich nicht, es geht hier schließlich um Ihr hart verdientes Geld! Bei einer schweren psychischen Erkrankung dauert die Psychotherapie sehr lange und kann sehr viel Geld kosten.

Warum Psychotherapie so wichtig ist:

- Sie hilft zu verstehen, wie es einem geht, wo man steht und was einen beschäftigt.
- Sie hilft zu verstehen, was an der eigenen Lebensweise nicht stimmt, was einen krank gemacht hat.
- Sie hilft zu verstehen, was man an seiner Lebensweise ändern kann, wenn die „Schwachstelle" gefunden worden ist.

Ich war etwa ein halbes Jahr in Psychotherapie und wünschte mir immer, dass sich etwas an meiner misslichen Situation änderte. Warum tut sie nichts? Ich zweifelte an ihrer therapeutischen Arbeit, bis ich endlich verstanden habe, dass mir die Psychotherapeutin mögliche Wege während der Gespräche aufzeigte, ich aber diese Wege selbst erkennen und danach handeln musste. Damit begann die Schwerstarbeit!

Damit ich diese Schwerstarbeit in Griff bekam, erklärte mir die Psychotherapeutin die Vorteile einer genauen Tagesstruktur. Sie sollte helfen, tagsüber Zeit und Tun einzuteilen und durchzuhalten. Durch dieses Tun sollte ich wieder langsam Freude spüren. Bei mir hat es sehr, sehr lange gedauert, bis ein bisschen Freude spürbar wurde.

Im Jahr 2015 war ich auf Reha und wollte Socken stricken. Ich hatte eine sehr dünne Wolle und aus meiner Erfahrung wusste ich, dass es lange dauern würde, bis ich eine Socke in Schuhgröße 41 fertiggestrickt hätte. So überlegte ich, wie ich kleine Socken stricken könnte, mit wenig Maschen, aber die Ferse muss zu stricken sein. Ich habe es öfters probiert, und dann ist das Werk gelungen. Die kleine Socke ist 2,5 Zentimeter groß und in einer Stunde und dreißig Minuten fertig. Sie schaut sehr lieb aus, und ich erntete dafür viel Bewunderung. Das war der Anfang meiner neu erworbenen Lebendigkeit.

Es gibt Malbücher für Erwachsene. Dieses einfache, bunte Malen mit Farbstiften, das habe ich sehr gerne gemacht. Blumen und Schmetterlinge, das waren meine Lieblingsmotive. Was mich dabei bedrückt hatte, war, dass ich die bunten Bilder nicht verwenden konnte. Bis ich plötzlich eine gute Idee hatte: In einem Papiergeschäft sah ich kleine Karten mit Kuvert. Ich schnitt aus dem Malbuch die richtige Kartengröße aus und dann habe ich sie bemalt. Das richtige Kuvert dazu und ein kleines Geschenk war fertig. Bekannte meinen, dass ich die Karten verkaufen könnte, das möchte ich aber nicht. Ich habe viel mehr Freude, wenn ich sie verschenke.

Etliche Jahre habe ich mit normalen Buntstiften gemalt. Dann kam eine einmalige Chance, ich durfte mir etwas wünschen. Eine Bekannte nahm mich in ein großes Kreativgeschäft mit. Dort gab es einen schwarzen Holzkoffer mit 120 Buntstiften von der besten Qualität. Als dieser Koffer mir gehörte, war ich den Tränen nahe, so groß war meine Freude. Mit dieser Malerei kam wieder ein Stück Lebendigkeit zurück und das Spüren von Freude.

Im Herbst 2023 war ich mit meiner Familie in der Nähe von Garmisch-Partenkirchen auf Urlaub. Wir wollten miteinander einige größere Radtouren machen. Alle hatten ein E-Bike – nur ich nicht, ich wollte auch keines. Mein Schwager, der ein leidenschaftlicher Radfahrer ist und den ich auch sehr gerne mag, sagte zu mir: „Kimm, jetzt fahren wir in ein Fahrradgeschäft und leihen uns ein E-Bike für dich aus."

Ich wollte überhaupt nicht, fand viele Ausreden, aber der nette Schwager meinte es wirklich gut.

Es kam, wie es kommen sollte. Im Fahrradgeschäft gab es ein leichtes, nettes E-Bike, noch dazu in blauer Farbe. Relativ bald merkte ich, dass das Fahrradfahren damit viel mehr Spaß machte, weil ich mich nicht so anstrengen musste. Und wenn es abwärts ging, fuhr ich mit meinem Schwager um die Wette, das hatte seinen Reiz.

Als die Woche vorbei war, fühlte ich mich ein Stück lebendiger, freudiger und frischer. Rund 14 Tage später kauften wir mein eigenes E-Bike. Superleicht und fein, knallig rot. Meine besondere Freude ist, dass es schnell fährt.

Mein Schwager fragte mich: „Wia geahts dir mit dem neuen Radl?"

„Sehr guat."

„Hoats die schoa a moi zlegt?"

„Na."

„Wart, des kimmt a no!"

Und so habe ich im letzten Jahr viel Lebendigkeit erlebt.

Eine andere Freude ist für mich der Garten, der bei uns ein bisschen wild ist, besser gesagt, naturbelassen. Dafür wohnen bei uns Hummeln, Schmetterlinge, Wildbienen, Ameisen, Mäuse, Spinnen, Schnecken, Spatzen, Meisen, Stiglitze, Elstern, Tauben, Raben und ein Igel. Es blühen viele Margariten, Gräser und anderes grünes Zeug. Im Hochbeet sollte eigentlich Salat wachsen, aber die Spatzen und die Schnecken treiben ihr Unwesen. Das Resultat ist, dass so manches Pflänzchen einfach verschwindet und nicht mehr da ist.

Wie ist es mit unseren Erwartungen? Sind sie groß, muss alles schnell wachsen in unserem Leben und reichlich Früchte tragen? Das ist im Garten oft nicht möglich. Meine Frage an mich: Ist es bei mir selber immer möglich? Plötzlich krabbelt eine Krankheit daher und hindert mich am Lebendig-Sein. Die tausend Spatzen, die ich manchmal im Kopf habe, die machen mich unruhig und ihr Gezwitscher verwirrt mich ganz. Bis ich wieder Ruhe in mir selber gefunden habe. So wie die Vielfalt im Garten, so vielfältig ist auch mein Leben geworden. Manchmal muss ich aufpassen, damit nichts durcheinandergerät. Ich nenne es auch „achtsam sein".

Warum ich Ihnen diese Geschichte erzähle?

- Weil das die Vielfalt des Lebens ist.
- Nur wer dunkle Zeiten im Leben kennt, schätzt das Licht und die Sonne.
- Wenn die „Schnecken des Lebens" auch viele Früchte vernichten, so gibt es dann wieder überraschend schöne und große Früchte, über die wir uns freuen und dankbar sein dürfen.
- Kennen Sie den Baum in Ihrem Leben, der Ihnen schon viele gute Früchte geschenkt hat?
- Wenn Sie Ihren Baum kennen, pflegen Sie ihn gut und haben Sie Freude an ihm.

Ich wünsche Ihnen Freude – und achten Sie auf Ihren Gesundungsweg!

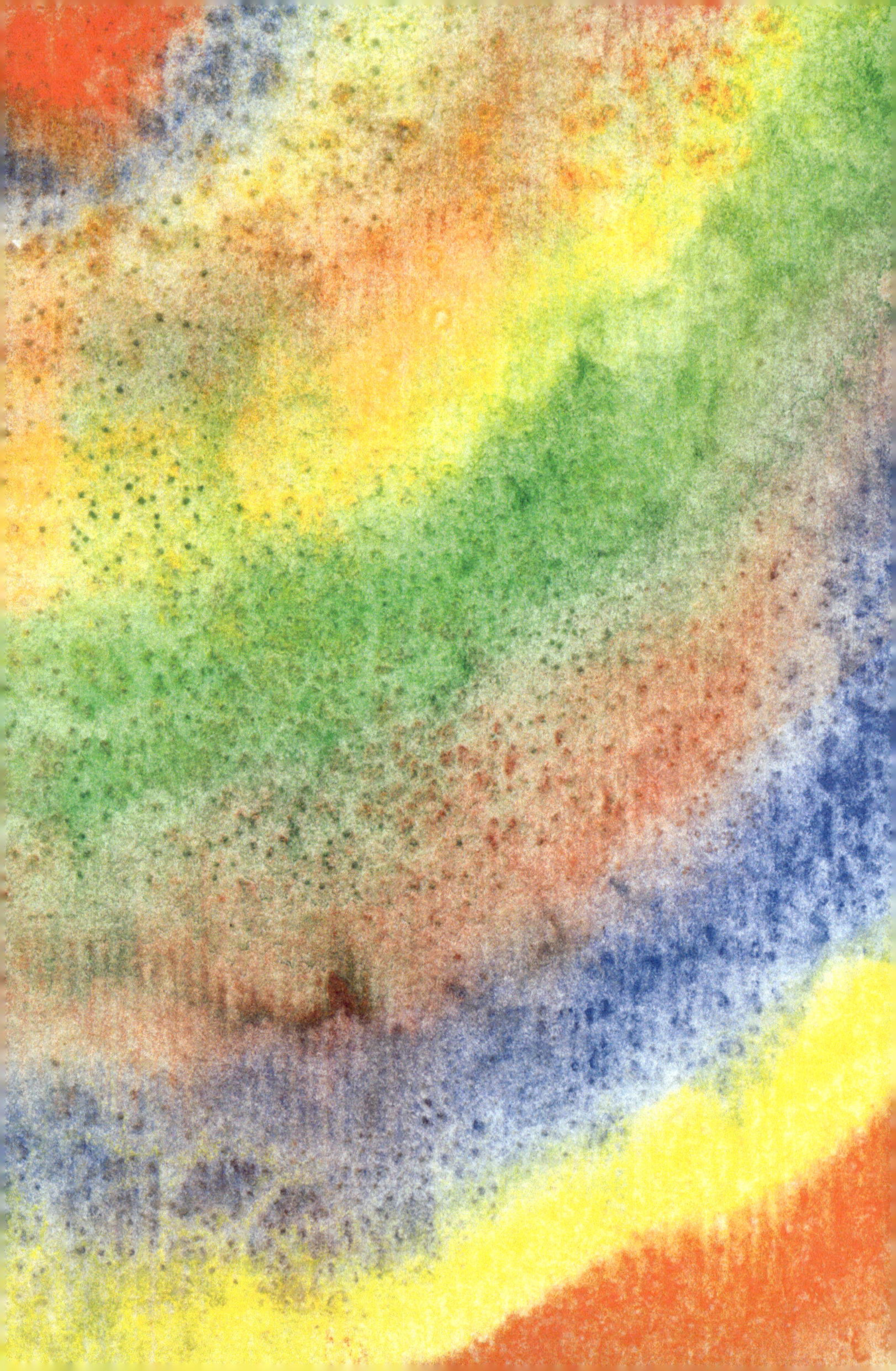

Was ich Ihnen wünsche

Ich wünsche Ihnen *nicht*,
dass Sie von Lebenskrisen verschont werden.
Aber ich wünsche Ihnen die Kraft, sie durchzustehen.

Ich wünsche Ihnen *nicht* viele Freunde,
sondern nur einzelne Personen,
die wirklich verstehen, wie es Ihnen geht.

Ich wünsche Ihnen *nicht*, dass Sie ohne Medikamente auskommen.
Sondern dass Sie das richtige Medikament zur richtigen Zeit in richtiger Dosis erhalten.

Ich wünsche Ihnen *nicht*, dass Sie nie mehr krank sind.
Sondern dass Sie achtsam leben und immer wieder in sich hineinspüren und hineinhören, was Ihr Körper sagt.

Ich wünsche Ihnen, dass Sie gut zu sich selber sind.
Dass Sie mit Wertschätzung und Dankbarkeit Ihre Talente annehmen.

Ich wünsche Ihnen gute Augen,
damit Sie den richtigen Weg erkennen können.

Ich wünsche Ihnen kräftige Füße,
damit Sie Ihren Weg gut weitergehen.

Ich wünsche Ihnen:
Alles Gute für Ihren weiteren Lebensweg!

Weitere Angebote für psychisch Erkrankte im Land Salzburg:

Peer Center Stadt Salzburg, Lessingstr. 6, 5020 Salzburg
Kontakt, Termine und Adressen: https://peercenter.at

Peer Gruppe Pinzgau in Zell am See im Pfarrsaal,
jeden 1. und 3. Montag im Monat

Peer Gruppe Lungau, Tamsweg, Bröllsteig 6, siehe Jahresplan
bitte um telefonische Voranmeldung: Tel. 0660/63 27 410

Selbsthilfegruppe von Betroffenen in St. Johann
Brückenwirt, jeden 2. und 4. Montag im Monat, nur bei Voranmeldung
Kontakt: Elisabeth Spörk-Sögner, Tel. 0664/34 29 138

Bäuerliches Sorgentelefon, österreichweit unter der Tel. 0810/676 810,
Montag bis Freitag von 8.30 bis 12.30 Uhr
(psychosoziale, aber auch wirtschaftliche und juristische Beratung)

Lebensqualität Bauernhof Salzburg
kostenfreie Beratungsstelle in psychosozialen Fragen rund um das Miteinander auf dem Hof, Tel. 0664/410 50 65, www.lebensqualitaet-bauernhof.at

Psychosozialer Dienst Land Salzburg
Tel. 0662/8042-3599, psds@salzburg.gv.at

Pro Mente Salzburg, Krisenhotline: Tel. 0662/43 33 51 (Stadt Salzburg), 06412/20033 (Pongau), 06542/72600 (Pinzgau), www.promentesalzburg.at

Telefonseelsorge Österreich, Tel. 142

Kids-Line, Beratung für Kinder und Jugendliche: Tel. 0800/234123,
www.kidsline.at